BASISWISSEN: Umgang mit alkoholabhängigen Patienten

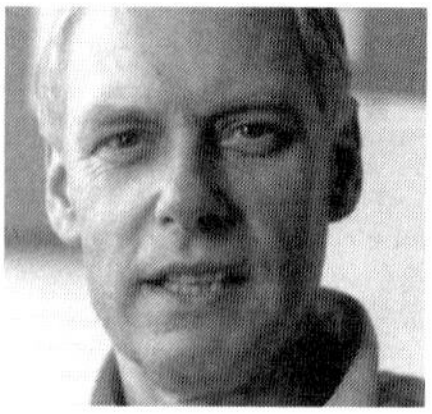

Schwoon, Dirk R., Jahrgang 1943, Privatdozent Dr. phil., Dipl.-Psychologe, Psychologischer Psychotherapeut, Leiter der Institutsambulanz für Alkohol- und Medikamenten-abhängige am Universitätsklinikum Eppendorf, Hamburg

Dirk R. Schwoon

BASISWISSEN: Umgang mit alkoholabhängigen Patienten

Psychiatrie-Verlag

Die Reihe *Basiswissen* wird herausgegeben von:
Ilse Eichenbrenner, Hiltrud Kruckenberg, Clemens Cording, Michael Eink, Klaus Obert und Wulf Rössler

Dirk R. Schwoon
Basiswissen: Umgang mit alkoholabhängigen Patienten
Basiswissen 4
3. korrigierte 2008
ISBN 978-3-88414-367-4

Bibliografische Information der Deutschen Bibliothek:
Die Deutsche Bibliothek verzeichnet diese Publikation in der Deutschen Nationalbibliografie; detaillierte bibliografische Daten sind im Internet über http://dnb.ddb.de abrufbar.

Manuskriptberatung: Gunther Kruse, Langenhagen
Umschlaggestaltung und -fotografie, Typografie und Satz: Iga Bielejec, Nierstein
Druck und Bindung: Clausen & Bosse, Leck

Vorwort

Die Behandlung alkoholkranker Frauen und Männer gilt als schwierig und belastend. Die Erfolge werden als eher gering eingeschätzt und von vorübergehender Dauer. Die Aufmerksamkeit konzentriert sich auf Krisensituationen, also auf Verhaltensexzesse im Rausch, dramatische Entzugskomplikationen und enttäuschende Rückfälle. Die Alkoholabhängigkeit scheint mit einer unausweichlichen Zuspitzung zu verlaufen. Negative stereotype Bilder von betrunkenen, obdachlosen, aggressiven Menschen prägen die Gesamtsicht. Dass eine große, wenn nicht die überwiegende Zahl Alkoholkranker vor und während der Krankheit angepasst, unauffällig, leistungsfähig und einsatzbereit lebt und gerade dies einen Teil ihrer Störung ausmacht, passt nicht in ein solches Bild. Unzutreffende, aber umso populärere Vorstellungen von charakterlichen Defiziten und schuldhaftem Versagen erweisen sich als äußerst zäh. Auch gut informierte und wohlmeinende Zeitgenossen lassen sich wider besseres Wissen von der Auffassung leiten, dass die Kontrolle über den Konsum die Lösung des Problems sei und bei gutem Willen doch nicht schwer zu erreichen sein dürfte. Erfolgserwartungen an Behandlungen werden infolgedessen so hoch angesetzt wie bei keiner anderen psychischen oder psychosomatischen Störung und bei keiner der chronifizierenden körperlichen Erkrankungen. Solche Erwartungen können nur enttäuscht werden, aber warum muss diese Enttäuschung in eine Ablehnung der Kranken umschlagen?

Vielleicht ahnen die meisten Menschen, dass niemand ausschließen kann, von dieser Droge abhängig zu werden, wenn er irgendwann in seinem Leben beginnt Alkohol zu trinken. Es ist kein Verdienst, nicht alkoholkrank zu sein, sondern das Resultat günstiger Fügungen, Umstände und Entscheidungen. Aus den Schicksalen alkoholabhängig gewordener Menschen lassen sich unmittelbar die Faktoren ableiten, die ein gesundes Hineinwachsen in eine Gesellschaft erschweren und die deshalb verändert werden sollten. Von denen, die sich aktiv mit ihrer Krankheit auseinander setzen, kann jeder lernen, wie eine Bewältigung äußerst destruktiver Lebenserfahrungen gelingen kann. Der Umgang mit Alkoholkranken wird dann – und so ist es mir ergangen – zu einer Bereicherung des eigenen Lebens.

Dirk R. Schwoon

Hamburg im Januar 2004

Die Alkoholkrankheit

So weit tradierte Überlieferungen aus der Geschichte der Menschheit zurück reichen, wurde Alkohol produziert und getrunken, und schon immer scheint es Menschen gegeben zu haben, die die Grenzen verträglichen Konsums überschreiten, denn auch Versuche, die schädlichen Konsequenzen des Alkoholgenusses zu kontrollieren, lassen sich weit zurückverfolgen. Wie die Prohibition in Amerika gezeigt hat, ist es für viele Menschen, ja für ganze Gesellschaften, schwer, auf seine Wirkungen zu verzichten, wenn er erst einmal in einer Kultur eingeführt ist. Er ist das »Wasser des Lebens«, wie seine sinngemäße Übersetzung aus dem Arabischen lautet, eine Bezeichnung, wie wir sie ganz direkt auch im lateinischen Aquavit, im russischen Wodka und im gälischen Whiskey finden. Er ist als geschätzte Droge ein fester Bestandteil unserer Alltagskultur, so gut wie überall und jederzeit preisgünstig zu erhalten. Sein Konsum wird ganz offiziell propagiert, nicht nur in der Werbung und im inhaltlichen Teil der Medien, sondern auch durch öffentliche Vorbilder bei Staatsempfängen oder bei Siegesfeiern im Sport. Er ist ein Nahrungs- und Genussmittel, das aus unserer Gesellschaft nicht mehr wegzudenken ist. Zugleich ist er ein Zellgift, das keine Chance auf lebens- oder arzneimittelrechtliche Zulassung hätte, wenn es heute neu eingeführt werden sollte.

Alkoholkranke sind keineswegs eine asoziale Randgruppe unserer Gesellschaft, sondern sie leben mitten in ihr. Der Nachbar, der sich nach dem Tod seiner Frau immer seltener blicken lässt, oder die junge Frau, die morgens in aller Eile ihr Kind im Kindergarten abgibt und sich sofort abwendet, wenn jemand nahe an sie herantritt, gehören ebenso dazu wie der Thekengast, der den Überblick über seine Rechnung verloren hat, der Maurer, der ohne ein paar Feierabendbiere am Kiosk nicht nach Hause gehen mag, die Universitätsdozentin, die ihre Forschungsarbeiten von den männlichen Kollegen herabgewürdigt sieht und sich mit Rotwein in den

Schlaf hilft. Jeder kennt mindestens einen alkoholkranken Menschen in seiner Familie oder am Arbeitsplatz oder in seinem Verein. In allen Bereichen sozialer Tätigkeiten sind sie häufig anzutreffen, auch wenn Suchtberatung oder -behandlung dort nicht vorrangig sind, also in Arztpraxen oder im Krankenhaus, im Arbeits- oder Sozialamt, in der Anwaltskanzlei oder auf der Polizeiwache, im Seniorenheim usw. Der Umgang mit Alkoholkranken gehört dort zum beruflichen Alltag. Oft werden sie wegen auffälligen Benehmens als störend erlebt, und es wird versucht, Ruhe und Ordnung herzustellen. Wenn aber der erste Wirbel abgeklungen ist, lassen sich auch mit alkoholisierten Störenfrieden Schritte zur Anbahnung einer Behandlung einleiten.

Die Mehrzahl wird aber nicht erkannt oder ihre Problematik wird ignoriert. Sie passen vielleicht nicht zum anderen Klientel und es besteht eine Unsicherheit, wie mit ihnen und ihren Problemen am besten umzugehen ist. Will man sich dennoch mit ihnen befassen, fürchtet man die Verleugnung und andere Zurückweisungen und fühlt sich erst recht hilflos. Es ist aber wichtig, dass sich Angehörige aller psychosozialen Berufsfelder – Medizin, Krankenpflege, Sozialpädagogik, Psychologie, Psychotherapie, Pädagogik, Polizei, Juristen usw. – an die Aufgabe heran trauen, einen Menschen frühzeitig auf eine mögliche Alkoholproblematik anzusprechen und ihm Mut zu machen, sich um Hilfen zu kümmern. Und es sind nicht nur die Klienten, sondern oft genug Menschen aus dem Kollegenkreis oder Vorgesetzte, denen gegenüber diese Offenheit besonders schwer fallen kann. Selbst wenn die Angesprochenen empört reagieren, nicht wieder erscheinen u.ä., so ist diese Intervention vielleicht eine von zwanzig aus dem Umfeld, die in der Summe den Anstoß für eine Veränderung geben. Wenn man darauf verzichtet, ist eine große Chance vertan.

MERKE → **Alkoholkranke sind als Klienten und als Beschäftigte in allen psychosozialen Berufsfeldern anzutreffen. Jede Chance, die Problematik zu thematisieren, sollte ergriffen werden.**

Alkohol und Alkoholwirkungen

Wenn von Alkohol im Zusammenhang mit Abhängigkeitserkrankungen gesprochen wird, ist immer Ethylalkohol gemeint, C_2H_5OH. Er wird nach dem Trinken überwiegend über den Zwölffingerdarm und den Dünndarm aufgenommen und innerhalb von spätestens 45 Minuten im ganzen Körper verteilt. Ein geringer Teil wird über die Atemluft und durch Transpiration ausgeschieden, der größte Teil wird über die Leber abgebaut und in den Energiehaushalt des Körpers überführt bzw. als Wasser ausgeschieden. Während des Abbaus entsteht als eines der Zwischenprodukte Acetaldehyd, das für viele negative somatische Folgen verantwortlich ist. Alkohol und seine Abbauprodukte greifen unmittelbar in neuronale Übertragungsprozesse ein und beeinflussen dabei das äußerst fein abgestimmte Zusammenspiel diverser Neurotransmittersysteme, bei denen u.a. Gamma-Amino-Buttersäure (GABA), Glutamat, Dopamin, Serotonin, Acetylcholin als Botenstoffe eine besondere Rolle spielen, sowie die Wirkung der Endorphine. Aus den Interaktionen erklären sich die belohnenden, antriebsregulierenden, angstlösenden Wirkungen des Trinkens, aber auch manche Phänomene der Toleranz, des Entzuges, der Abhängigkeit und des raschen Wiederauftretens des unkontrollierten Trinkens nach langen Abstinenzperioden. Es gibt in diesen Systemen irreversible Anpassungsprozesse, die bei erneutem Trinken reaktiviert werden. In diesem Zusammenhang wird deshalb von einem biologisch verankerten »Suchtgedächtnis« gesprochen.

Eine Richtgröße für die Alkoholwirkung ist die Blutalkoholkonzentration (BAK in Promille). Sie lässt sich anhand der getrunkenen Alkoholmenge nach der so genannten Widmark-Formel abschätzen:

$$\text{BAK}\,(‰) = \frac{\text{Alkoholmenge (g)}}{\text{Körpergewicht (kg)} \times r}$$

Die Konstante r beträgt für Männer 0,7 und für Frauen 0,6. Sie berücksichtigt den unterschiedlichen Anteil an Körperflüssigkeit am Gesamtgewicht. Die in Deutschland erlaubte Grenze der Fahrtauglichkeit von

0,5 ‰ erreicht ein 80 kg schwerer Mann durch 28 g Reinalkohol, die z. B. in 0,7 l Bier enthalten sind. Für eine Frau von 65 kg reichen dafür 19,5 g Reinalkohol, also knapp 0,5 l Bier. Die Abbaurate von Alkohol beträgt bei gesunden Menschen ca. 0,15 ‰ pro Stunde.

Mit ansteigenden Blutalkoholkonzentrationen gehen eindrucksvolle Verhaltensänderungen einher. Die folgende Übersicht (BzGA 2003) gilt für Erwachsene, die nicht an hohe Alkoholmengen gewöhnt sind. Kinder und Jugendliche reagieren wesentlich empfindlicher. Für Kleinkinder bedeuten bereits 0,5 ‰ ein tödliches Risiko.

Bereits ab 0,3 ‰ ist die Sehleistung leicht vermindert. Aufmerksamkeit, Konzentration, Urteilsfähigkeit und Reaktionsvermögen lassen nach. Dies kontrastiert mit einer ansteigenden Risikobereitschaft. Ab 0,8 ‰ sind Aufmerksamkeit und Konzentration deutlich reduziert. Das Gesichtsfeld ist um 25 % eingeschränkt (Tunnelblick). Gleichgewichtsstörungen, Euphorie, zunehmende Enthemmung, Selbstüberschätzung werden auffällig.

1,0 bis 2,0 ‰ – Rauschstadium: Sehfähigkeit und räumliches Sehen verschlechtern sich weiter. Die Enthemmung schreitet fort, die Kritikfähigkeit geht verloren. Die Reaktionsfähigkeit ist erheblich gestört, hinzu kommen Verwirrtheit, Sprechstörungen, Orientierungsstörungen.

2,0 bis 3,0 ‰ – Betäubungsstadium: Starke Gleichgewichts- und Konzentrationsstörungen, Gedächtnis- und Bewusstseinsstörungen treten auf. Das Reaktionsvermögen ist fast völlig verloren gegangen. Verwirrtheit, Muskelerschlaffung, Erbrechen vervollständigen das Bild.

3,0 bis 5,0 ‰ – Lähmungsstadium: Ab 3,0 ‰ treten Gedächtnisverlust, schwache Atmung, Unterkühlung, schließlich Reflexlosigkeit und Bewusstlosigkeit ein. Ab 4,0 ‰ kommt es zu Lähmungen, Koma, schließlich zu Atemstillstand und Tod.

Der Alkoholentzug

Alkoholgewöhnte Menschen können auch mit hohen Promillewerten, unter denen bei anderen massive Einschränkungen auftreten, noch folgerichtig handeln. Z. B. werden bei routinemäßigen Verkehrskontrollen auch mal Berufskraftfahrer mit 1,5 ‰ oder mehr angetroffen, die völlig unauffällig gefahren waren. Wer derart an regelmäßiges Trinken gewöhnt ist, erlebt bei einer Trinkunterbrechung bald Entzugssymptome. Unruhe, Reizbarkeit, Verlangen nach Alkohol, Konzentration auf die Beschaffung sind Ausdruck des psychischen Entzuges. Die körperlichen Symptome sind Zittern (Tremor) in allen Abstufungen, Schweißausbrüche, Schlafstörungen, hoher Blutdruck, Herzrasen, Übelkeit, Erbrechen, Durchfälle. Je stärker ausgeprägt diese Symptome sind, desto mehr werden sie von psychomotorischer Unruhe und Angst begleitet. Im schwersten Stadium kommen Bewusstseinstrübung (Desorientierung), Wahn und vorwiegend optische, taktile, manchmal auch zu ganzen Szenen ausgestaltete Halluzinationen hinzu: das Entzugsdelir. Eine andere gefürchtete Entzugskomplikation sind epileptische Anfälle, die oft Verletzungen durch Stürze und die heftigen Muskelkontraktionen nach sich ziehen.

Viele Alkoholkranke wissen, dass sie leichte Entzugssymptome durch hohe Flüssigkeitszufuhr (Mineralwasser!) und ablenkende Aktivitäten innerhalb von zwei bis drei Tagen überstehen können. Schwerere Syndrome brauchen eine medizinische Überwachung und medikamentöse Behandlung. Ein Delir ist eine lebensbedrohliche, organisch begründete Psychose und muss stationär behandelt werden. Das ist auch bei Patienten mit einem aktuellen epileptischen Anfall oder einer bekannten Anfallsneigung geboten. In Notsituationen, in denen keine medizinische Hilfe zu erreichen ist, können Entzugssymptome durch Alkoholzufuhr aufgefangen werden. Oft machen Alkoholkranke aber eine Notlage geltend, um sich nicht einer Behandlung zu stellen und die Entscheidung über einen echten Entzug hinauszuschieben. Wer dann Alkohol beschafft, macht sich zum Komplizen der Abhängigkeit statt zum Helfer beim Ausstieg.

Wenn keine weiteren Störungen oder Komplikationen wie bei einem Delir vorliegen, dauert ein akuter körperlicher Alkoholentzug nicht viel länger als drei Tage. Viele Funktionen bleiben aber noch lange gestört und erholen sich nur zögernd. Im Regelfall normalisieren sich pathologische Laborwerte nach zwei bis fünf Wochen. Erhöhte Blutdruckwerte gehen nach zwei Wochen zurück. Ängstlich-depressive Entzugssymptome klingen erst nach ungefähr drei Wochen ab. Der Schlafablauf ist noch nach vier Wochen deutlich gestört, was von den Abhängigen oft als sehr beeinträchtigend erlebt wird. Kognitive Funktionen wie Konzentration, bestimmte Gedächtnisleistungen und die Informationsverarbeitungsgeschwindigkeit sind sogar noch nach vier Monaten beeinträchtigt. Es besteht noch über mehrere Monate eine erhöhte Stressanfälligkeit und damit ein erhöhtes Rückfallrisiko. Rückfallauslöser, Seite 113 f

Folgekrankheiten bei übermäßigem Alkoholkonsum

Übermäßiger Alkoholkonsum führt bekanntermaßen zu einer Schädigung aller Organsysteme und dies hat wiederum negative Auswirkungen auf die psychische Befindlichkeit und Leistungsfähigkeit. Für eine knappe, aber detaillierte Darstellung der somatischen Seite der Alkoholabhängigkeit sei auf die Broschüre der DHS (2003) verwiesen.

Zusammenfassend lässt sich sagen, dass bei Alkoholkranken mehrere Faktorengruppen zusammenwirken und das Risiko für körperliche Erkrankungen und psychische Beeinträchtigungen drastisch erhöhen. Da ist zum einen die *akute Alkoholwirkung* beim Rauschtrinken mit Folgen vor allem für die Herzfunktion, Gefäßschädigungen (Schlaganfall), Unfall- und Verletzungsneigung. Die *chronische Vergiftung* bewirkt zum anderen direkt und indirekt Veränderungen der inneren Organe und ihrer Funktionen sowie des zentralen und des peripheren Nervensystems. *Entzüge* belasten den ganzen Organismus. Zusätzlich werden vielfältige Erkrankungen durch *Unter-* und *Fehlernährung* und durch *Bewegungsmangel* begünstigt. Ganz entscheidend trägt auch der *Nikotinkonsum* zu einem schlechten Gesundheitszustand bei, denn 80 bis 90 % aller Alkoholkranken sind starke Raucher.

MERKE → Es besteht keine lineare Beziehung zwischen der Trinkmenge und dem Ausmaß der organischen Schädigungen. In der aktuellen Verträglichkeit und in der Empfindlichkeit gegenüber der chronischen Vergiftung bestehen erhebliche interindividuelle Unterschiede.

Auswirkungen auf das periphere Nervensystem zeigen sich in einer Polyneuropathie mit zum Teil schmerzhaften Missempfindungen und behindernden motorischen Störungen. Die daraus resultierende Gangunsicherheit erhöht das Risiko von Sturzverletzungen auch in nüchternem Zustand. Aufgrund von Schädigungen der Leber, der Bauchspeicheldrüse und der Darmschleimhaut wird die Aufnahme von Vitaminen, Spurenelementen, Proteinen gestört mit dem Ergebnis von Vitaminmangelerkrankungen, einer Schwächung der Immunabwehr mit einer erhöhten Anfälligkeit für Infektionen und verzögerter Wundheilung. Das Risiko für viele Krebsarten vergrößert sich erheblich. Sexuelle Funktionsstörungen und Libidoverlust beeinträchtigen das Selbstwertgefühl und belasten die Partnerbeziehungen. Stoffwechselstörungen und Blutbildveränderungen (Anämie) setzen die körperliche und psychische Leistungsfähigkeit herab, so dass die Patienten auch ohne akute Alkoholwirkung oder Entzugssymptome müde, rasch erschöpft, verlangsamt, weniger belastbar werden. Degenerative Prozesse und Funktionsstörungen des Zentralnervensystems zeigen sich in kognitiven Defiziten: Aufmerksamkeitsspanne, Arbeitstempo, Ausdauer bei Konzentrationsanforderungen, Gedächtnisleistungen sind reduziert. Sie können oft über längere Zeiträume kompensiert oder kaschiert werden, so dass die Lernfähigkeit überschätzt und die therapeutischen Anforderungen zu hoch angesetzt werden. Auch ist von langen Erholungszeiten auszugehen.

MERKE → Alkoholabhängige leiden oft an kognitiven Defiziten, die im alltäglichen Umgang wenig auffallen, die aber in therapeutischen Ansätzen durch ein gestuftes, übendes Vorgehen mit vielen Wiederholungen berücksichtigt werden müssen.

Als Persönlichkeitsveränderungen durch übermäßigen Alkoholkonsum sind starke Stimmungsschwankungen, Reizbarkeit, Unduldsamkeit, Verlust der emotionalen Schwingungsfähigkeit, Interessenverarmung, Einschränkung der Kontaktfähigkeit zu nennen, die auch bei langer Alkoholkarenz bestehen bleiben und mit demenziellen Prozessen einhergehen können. Beim Korsakow-Syndrom sind die Gedächtnisstörungen besonders auffällig, weil sich neue Inhalte nicht einprägen, das Langzeitgedächtnis aber intakt bleibt. Die Patienten sind räumlich und zeitlich desorientiert, Spontaneität und Initiative sind eingeschränkt. Konfabulationen können begleitend auftreten. Ein spät auftretendes psychiatrisches Syndrom ist die Alkoholhalluzinose (nach ICD-10 »alkoholinduzierte psychotische Störung«) mit paranoiden Denkinhalten (Verfolgungsideen, akustische Halluzinationen überwiegend mit herabsetzenden, beschimpfenden, auch imperativen Stimmen) bei klarem Bewusstsein und klarer Orientierung. Die Abgrenzung zu einer schizophrenen Psychose ist manchmal schwierig.

Wenn Frauen während einer Schwangerschaft trinken, wird die kindliche Entwicklung schon durch geringe Mengen Alkohol beeinträchtigt. Leichte Rückstände in der körperlichen und geistigen Entwicklung werden oft übersehen oder anderen Ursachen zugeschrieben. Charakteristisch ist aber das Bild der Alkoholembryopathie als der schwersten Ausprägungsform mit vermindertem Geburtsgewicht, Wachstumsverzögerung nach der Geburt, auffälligen Fehlbildungen des Kopfes und des Gesichts, Hyperaktivität und Intelligenzminderung mit entsprechenden Lerndefiziten. Pro Jahr werden in Deutschland ca. 2200 Kinder (3 auf 1000 Geburten) mit diesen Behinderungen geboren, die für die Mehrzahl als lebenslange Benachteiligungen bestehen bleiben.

Bedingungen hohen Alkoholkonsums

Eine hinreichende Theorie der Abhängigkeitskrankheiten müsste eine Reihe grundsätzlicher Fragen beantworten. Warum besteht ein Interesse am ersten Konsum von Substanzen, wenn diese primär alles andere als bekömmlich sind? Wie kommt es zu einem Übergang vom starken Konsum zur Abhängigkeit? Warum werden nicht alle Alkoholkonsumenten abhängig? Warum führt dieselbe Trinkmenge bei dem einen Menschen zur Abhängigkeit, beim anderen nicht? Was erhält die Abhängigkeit aufrecht trotz massiver aversiver Konsequenzen? Warum entwickeln sich bei einigen Menschen schwere körperliche Folgeschäden, während andere bei gleichen Trinkmengen glimpflich davon kommen? Warum entstehen Rückfälle auch nach langen Abstinenzzeiten? Wieso kommt es dann zum raschen Wiederauftreten des Vollbildes abhängigen Trinkens? Warum finden einige Menschen zurück zum moderaten Konsum, während es anderen nie gelingt?

In vielen wissenschaftlichen Disziplinen wurde nach Antworten gesucht, die aber jeweils nur einen Teil der Phänomene erfassen und der Komplexität dieser Krankheit nie vollständig gerecht werden. Zur Zeit gibt es Erklärungsansätze aus den Naturwissenschaften (Biologie, Genetik), der Individualpsychologie (tiefenpsychologische, lernpsychologische, handlungstheoretische Konzepte), den Sozialwissenschaften (Sozialpsychologie, Soziologie, Ökonomie), der Anthropologie und Ethnologie u.a. Wer sich näher damit beschäftigen möchte, findet gute Übersichten bei KRUSE, KÖRKEL und SCHMALZ (2001) oder bei UCHTENHAGEN und ZIEGLGÄNSBERGER (2000).

MERKE → Eine Theorie, die alle Phänomene der Alkoholabhängigkeit bündeln könnte, ist nicht in Sicht. Pragmatisch kann man sich an den Faktoren orientieren, die einen hohen Konsum begünstigen.

Für die Prävention und den Umgang mit Alkoholabhängigen mag hier die Hilfskonstruktion genügen, von einem biopsychosozialen Geschehen zu sprechen und sich auf eine Betrachtung derjenigen Variablen zu beschränken, die eine Konsumzunahme begünstigen und dadurch die Wahrscheinlichkeit einer Abhängigkeitskrankheit erhöhen. Sie sollen in vier Gruppen dargestellt werden. Die erste Gruppe wird aus *Eigenschaften des Individuums* gebildet. Da gibt es Hinweise auf genetisch vermittelte Konstitutionsmerkmale, die die Vulnerabilität für Alkoholwirkungen erhöhen. Manche Menschen vertragen z. B. Alkohol von Anfang an auch in größeren Mengen so gut, dass sie keinen Kater oder andere negative Folgen verspüren. Ihnen fehlt damit ein körperliches Signal für die Notwendigkeit, den Konsum einzuschränken. Frauen werden bei fortgesetztem Konsum rascher abhängig als Männer. Bei Belastungen durch körperliche Erkrankungen oder psychische Störungen kann Alkohol zur Kompensation eingesetzt werden. Je nach dem persönlichen Umgangsstil mit Stressoren (Copingstil), den Selbstkonzepten und Lernerfahrungen kann der Einsatz von Alkohol zur Lebensgestaltung und Lebensbewältigung einen wichtigen Platz einnehmen, wenn es an Alternativen mangelt.

Die *Eigenschaften der Droge Alkohol* lassen sich in zwei Hauptwirkungsrichtungen unterteilen. Die beruhigende, angstlösende, sedierende, schlafanstoßende Wirkung wird von Menschen gesucht, die leicht erregbar sind und sich oft in Situationen wiederfinden, in denen eine Dämpfung auf anderem Wege für sie schwierig ist. Man denke nur an einen leitenden Angestellten, dessen Arbeit aus konzentriertem Aktenstudium, Diktaten, Konferenzen, Telefonaten und vielen anderen Aktivitäten besteht. Vieles bleibt unerledigt und beschäftigt ihn weiter, so dass er sich am Abend nicht auf seine Familie einstellen kann. Es wird eine liebe Gewohnheit für ihn, den Heimweg für einen Cocktail an einer Hotelbar zu unterbrechen zur Entspannung und Umstellung. → gelerntes Suchtverhalten, Seite 40

Viele andere Möglichkeiten wären in seinem Fall denkbar, die jedoch aktives Umdenken und Handeln erfordern. Sie werden nicht unmittelbar dieselbe Wirkung entfalten, sondern man muss sie sich regelrecht erarbeiten.

Enthemmung, Euphorisierung, Förderung der Kontaktfähigkeit, Anregung im weitesten Sinne ist für andere Menschen oder in anderen Situationen das Hauptziel des Konsums. Eine besondere Eigenschaft, die über die Verstärkerwirkung von Alkohol entscheidet, ist das Verhältnis der kurzfristig zu erwartenden positiven Effekte zu den langfristig negativen Auswirkungen. In der Situation, in der man sich zum Trinken entscheidet, freut man sich auf Genuss, Entspannung, Euphorisierung. An den Kater am nächsten Morgen oder an die Ermahnungen der Partnerin wird bestenfalls ein vager Gedanke verschwendet. Die erst viel später zu erwartenden gesundheitlichen Nachteile werden erst recht nicht berücksichtigt, mehr noch: Sie können durch das Trinken verdrängt werden. So verfestigt sich das gesundheitsschädigende Verhalten.

Die Gesellschaft und das unmittelbare soziale Umfeld tragen sehr viel zur Konsummenge des Einzelnen bei. Eltern und andere Bezugspersonen, besonders die aus der Gruppe der Gleichaltrigen (Peers), bieten Verhaltensmodelle für den Umgang mit Alkohol. Gesellschaftliche Werte und Leitbilder bestimmen über die Verfügbarkeit (Preis, Ausschankzeiten, Ort, Altersbeschränkungen), beeinflussen die Akzeptanz für Trinkmengen und Rauschzustände. Sie prägen auch das Image von Trinkern und Abstinenten. Wirtschaftliche Interessen sorgen für absatzfördernde Marketingstrategien, wie wir es zur Zeit bei der Verbreitung der so genannten Alkoholpops bei jugendlichen Konsumenten erleben.

Bestimmte Lebensabschnitte und Übergangsphasen (Pubertät, Ablösung vom Elternhaus, Eheschließung, Berentung usw.) fördern oder verringern den Alkoholkonsum. Aber auch *aktuelle persönliche Lebensumstände und -ereignisse* können zu vermehrtem Trinken führen. Dazu gehören Partner- und Familienkonflikte, Schul- oder Berufsprobleme, einschneidende negative Life-Events (vor allem Verlusterlebnisse). Auch positive Veränderungen (Reisen, Beförderung) fördern den Konsum. Wenig Interessen und Aktivitäten in der Freizeit erzeugen ein Vakuum, das mit Alkohol gut gefüllt werden kann. Menschen, die sozial isoliert leben, tendieren zum

Trinken aus Einsamkeit. Wer nur Kontakte zu viel trinkenden Leuten hat, ob nun in der Familie, unter Freunden oder im Verein, in der Arbeitsgruppe, schließt sich den vorherrschenden Gewohnheiten an. Nicht der Beruf als solcher, wohl aber die äußeren Arbeitsbedingungen, die Arbeitsabläufe und die Trinksitten in der unmittelbaren Arbeitsumgebung begünstigen einen erhöhten Konsum, der bei den entsprechend Gefährdeten in die Abhängigkeit führt. Für Menschen, die an der Arbeitsstelle durch Lärm, Hitze oder Staub belastet sind, besteht ebenso ein erhöhtes Risiko wie für diejenigen in Berufen mit hoher Eigenverantwortung für die Arbeitsgestaltung und erst mittelbar und spät eintretenden Erfolgen (Rechtsanwälte, Journalisten, Ärzte).

Diese Aufzählung erhebt keinen Anspruch auf Vollzähligkeit. Die einzelnen Variablen stehen innerhalb einer Gruppe und mit denen der anderen Gruppen in einer Wechselwirkung, die im Einzelfall und in der spezifischen Lebenskonstellation über einen hohen und andauernden Konsum entscheidet. In einer Therapie kann es gelingen, die individuellen Muster zu identifizieren und daraus Ansätze für gezielte Veränderungen abzuleiten.

Epidemiologie – einige Aspekte des Problems in Zahlen

Über die Verbreitung gesundheitlicher Störungen durch Alkoholkonsum lassen sich dank einer Reihe epidemiologischer Studien weitgehend verlässliche Schätzungen abgeben (Bühringer et al. 2002). Alkoholerkrankungen entstehen vor dem Hintergrund eines allgemein hohen Konsumniveaus. Sie sind gewissermaßen die Spitze des Eisbergs. Die durchschnittliche Trinkmenge bewegt sich seit einiger Zeit bei jährlich gut 10 l reinem Alkohol pro Kopf der Bevölkerung, das entspricht ca. 2 Kästen Bier plus 26 Flaschen Wein plus 8 Flaschen Spirituosen. Im internationalen Vergleich gehört Deutschland damit zur Spitzengruppe. Ganze 8 % der Erwachsenen sind für die Hälfte des Gesamtverbrauchs verantwortlich. Nur 7 % haben zeitlebens keinen Alkohol getrunken. Frauen leben etwas häufiger abstinent als Männer (8,8 zu 5,5 %). 14,1 % trinken in riskanten Mengen (Männer: 21,1 %; Frauen: 7,1 %). Die Häufigkeit der Alkoholabhängigkeit wird gegenwärtig auf 2,4 % hochgerechnet, das sind 1,6 Millionen Menschen. Bei weiteren 3,2 Millionen (4,8 %) lag irgendwann einmal eine Alkoholabhängigkeit vor. Ein gegenwärtiger schädlicher Gebrauch ist bei 2,65 Millionen (4,0 %) zu verzeichnen, bei 8 Millionen (12,0 %) war er früher einmal gegeben. Zusammengefasst bedeutet dies, dass 4,25 Millionen Einwohner (6,4 %) gegenwärtig als alkoholkrank gelten und dass weitere 11,2 Millionen (16,8 %) irgendwann in ihrem Leben davon betroffen waren. Jeder sechste Bundesbürger bekommt also irgendwann einmal im Leben markante Probleme gesundheitlicher, psychischer oder sozialer Art durch den Konsum von Alkohol. Pro Jahr erkranken etwa 100.000 Menschen neu.

Das rein quantitative Ausmaß der Erkrankung schlägt sich in der Anzahl der Behandlungsfälle in Kliniken und Arztpraxen nieder (John et al. 1996). In somatischen Krankenhausabteilungen sind ca. 16,5 % aller männlichen Patienten alkoholabhängig (bei den Frauen 7,0 %). Bei 7,2 % der Männer wurde ein schädlicher Gebrauch diagnostiziert (Frauen 1,3 %). Unter den Patienten niedergelassener Ärzte wurde Alkoholabhängigkeit bei 12,1 % der Männer (Frauen 4,2 %) festgestellt, ein schädlicher Gebrauch bei 5,6 % der Männer und 2,1 % der Frauen. Zwischen 70 und 80 % der Menschen mit Alkoholproblemen suchen ein- oder mehrmals im Jahr einen niedergelassenen Arzt auf, sowohl wegen allgemeiner gesundheitlicher Störungen als auch wegen direkter Folgen des starken Konsums. In den etwa 600.000 Betten der Allgemeinkrankenhäuser werden jährlich 1,5 Mill. Patienten mit alkoholbezogenen Störungen behandelt. In den Abteilungen für Innere Medizin wird der Anteil alkoholkranker Menschen auf 24 % geschätzt, in der Chirurgie auf 21 %, in der Neurologie auf 19 %, in der Psychiatrie auf 30 bis 35 %.

Alkoholkonsum führt für viele Menschen in Deutschland in eine Krankheit mit tödlichem Ausgang. Die Zahl der Todesfälle, die direkt oder indirekt damit in Zusammenhang stehen, wird auf 42.000 pro Jahr geschätzt (31.000 Männer; 11.000 Frauen). Das durchschnittliche Todesalter liegt bei 55 (Männer) und 53 Jahren (Frauen) im Vergleich zur allgemeinen Lebenserwartung von 75 bzw. 81 Jahren.

Koinzidenz von Alkoholabhängigkeit und psychischen Störungen

Die Frage, ob die Alkoholabhängigkeit eine eigenständige Krankheit ist oder ein Symptom einer zugrunde liegenden anderen psychischen Störung, muss in dieser globalen Form unbeantwortet bleiben. Für Alkoholkranke kann es eine Erleichterung bedeuten, wenn sie sich ihr abhängiges Trinken durch eine andere Krankheit und nicht durch einen Charakterfehler erklären können. Auch für Rückfälle bietet sich dann eine entlastende Erklärung an. Für psychiatrische Professionelle eröffnet die Diagnose einer psychiatrischen Grunderkrankung die Perspektive einer ursachenorientierten Therapie und damit gegebenenfalls auch einer psychopharmakologischen Behandlung der Sucht. Die Interessen beider Seiten sind also bei Überlegungen zur Koinzidenz immer zu berücksichtigen.

Gleichwohl ist die Koinzidenz eine Tatsache, die durch klinische Beobachtungen und durch epidemiologische Studien gut belegt ist. Durch die Verwendung deskriptiver Diagnosesysteme wie DSM-IV und ICD-10 liegt es methodisch nahe, mehrere Diagnosen bei einem Kranken gleichzeitig zu kodieren. 25 % der Patienten, die wegen einer schizophrenen Psychose behandelt werden, erfüllen auch die Diagnosekriterien einer Alkoholabhängigkeit. Bei Depressionen sind es 15 %, bei Angsterkrankungen 12 %. Kehrt man die Betrachtungsrichtung um, so werden bei behandelten Alkoholabhängigen in 4 % der Fälle schizophrene Psychosen diagnostiziert mit einer Bandbreite von 2 bis 15 % je nach Stichprobe, Untersuchungsmethode und Referenzzeitraum. Für Angststörungen bei Alkoholabhängigen finden sich Häufigkeiten von 30 % (Bandbreite 25–45 %) und für

Depressionen 21 % (Bandbreite 2–40 %). Es wird also nicht jeder Mensch mit einer anderen psychischen Störung auch abhängig, und nicht jeder Abhängige entwickelt eine psychische Störung. Wegen der Häufigkeit des gemeinsamen Aufretens ist aber in jedem Einzelfall abzuklären, ob und in welchem Ausmaß zusätzlich eine weitere psychische Störung vorliegt und wie sich beide gegenseitig beeinflussen. Im Allgemeinen besteht die größere Gefährdung für die körperliche Gesundheit und gar für das Leben durch das abhängige Trinken, so dass in der aktuellen Situation ein Entzug vordringlich ist und eine vorläufige Alkoholkarenz gesichert werden muss. Erst damit wird eine Behandlung der Gesamtstörung überhaupt möglich.

Konkurrierende Hypothesen bestehen hinsichtlich der zeitlichen und ursächlichen Reihenfolge beider Krankheiten. Um es vorweg zu nehmen: Jede hat ihre Berechtigung, es kommt auf den individuellen Fall an. Sehr populär ist die These der Selbstbehandlung einer psychischen Störung, weil sie aufgrund der angstlösenden und antidepressiven, beruhigenden Wirkung, die fast jeder Alkoholkonsument kennengelernt hat, nahe liegt. Eine psychische Störung kann aber auch zu sozialem Abstieg und einem Knick in der persönlichen Entwicklung beitragen. Ein Erkrankter findet dann Unterstützung und Toleranz in Milieus, in denen starker Suchtmittelkonsum üblich ist (Drift-Hypothese). Eine psychische Störung kann aber auch eine Folge abhängigen Trinkens sein. Angstsymptome können z. B. als konditionierter Reflex erworben werden, wenn eine Frau nach nächtlichem Trinken morgens per Bus zu ihrer Arbeitsstätte fahren muss und dabei immer wieder Entzugssymptome erlebt. Vermeidet sie daraufhin öffentliche Verkehrsmittel wird daraus vielleicht eine Agoraphobie. Aber auch Schamgefühle und die Angst vor Entdeckung der Trinkprobleme können zu soziophobischen Reaktionen führen. Depressionen entstehen als direkte Folge der Alkoholwirkung und häufig begleiten sie einen Entzug. Sie verstärken sich durch Schuldgefühle aufgrund des Trinkens und können eine Reaktion auf das Krankheitsgeschehen und die Folgen sein. Anhand dieser skizzenhaften Beschreibungen werden die vielfältigen Arten von Koinzidenzen sichtbar. Für die Behandlung ist die Frage, welche Krankheit primär und welche sekundär aufgetreten ist, aber nur bedingt hilfreich.

MERKE → **Ob eine psychische Störung vor einer Abhängigkeitsentwicklung oder erst danach vorgelegen hat, verliert für die Behandlung an Bedeutung, je länger die Abhängigkeit andauert.**

Für die Diagnostik ist darauf zu achten, dass erst einmal die Entzugssymptome abgeklungen und somatische Krankheiten hinreichend behandelt sind, ehe eine Zusatzdiagnose gestellt wird. Während einer psychotherapeutischen Behandlung der psychischen Störung ist Abstinenz unabdingbar, denn ohne nüchternes Erleben, ohne realistische Konfrontation mit Gedanken und Empfindungen sind keine konstruktiven Lernerfahrungen zu machen. Auch die Hoffnung, dass bei erfolgreicher Behandlung der Grunderkrankung die Sucht gewissermaßen nebenbei verschwindet, ist trügerisch. Wer sie hegt, übersieht die Eigengesetzlichkeit der Abhängigkeitserkrankung. Konzentriert man sich aber als erstes auf die Abstinenz, dann können vor allem unter ambulanten Bedingungen die anderen Symptome so schwer erträglich werden, dass sich zur Selbstbehandlung ein Rückfall aufdrängt. Eine gemeinsame Behandlung beider Störungen ist demnach anzustreben. Die Konzepte hierzu integrieren psychopharmakologische, psychotherapeutische und suchttherapeutische Ansätze.

MERKE → **Liegen außer einer Abhängigkeit Symptome einer weiteren psychischen Störung vor, so sind beide Krankheitsanteile gemeinsam zu behandeln.**

Wichtig ist, dass Therapeuten und Patienten sich auf ein gemeinsames Krankheitsmodell verständigen. In konkreten, auch schriftlichen Vereinbarungen wird festgehalten, dass z. B. bei einem Rückfall die ambulanten psychotherapeutischen Gespräche abgebrochen werden, dass der Betreffende eine Suchtambulanz aufsucht zum Entzug und zur Abstinenzsicherung und dass er an mehreren Tagen in der Woche in eine Selbsthilfegruppe geht. Nach einer angemessenen Zeitspanne von zwei bis vier Wochen wird dann in einer ersten Therapiestunde der weitere Behandlungsplan abgesprochen.

Der Verlauf der Abhängigkeit

Die Entwicklung der Alkoholkrankheit schreitet keineswegs immer geradlinig voran zu unvermeidlich auftretenden schweren Folgeproblemen. Es überwiegen stark wechselhafte Verläufe mit Zeiten stärkeren und gemäßigteren Trinkens, mit bewusst kontrolliertem Konsum und mit abstinenten Phasen.

Über diejenigen, die unterwegs aussteigen können, liegen wenig Informationen vor, weil sie sich mit wissenschaftlichen Methoden nur unzureichend erfassen lassen. Es scheint zwei Gruppen zu geben: Die eine entscheidet sich für Abstinenz, die andere findet zurück zu unauffälligem Trinken. Wem der Ausstieg nicht gelingt, der wird früher oder später behandlungsbedürftig. Im Rückblick entsteht dann das Bild vom progredienten Verlauf. Die letztlich erfolglosen Kontrollversuche werden nachträglich als Beleg für die Abhängigkeit gewertet. Diese klinische Perspektive bezieht sich aber immer nur auf einen Teil der Wirklichkeit. Mit diesen Bemerkungen im Hinterkopf sollten die nachfolgenden statistischen Daten zum Krankheitsverlauf gelesen werden.

In unserer Gesellschaft machen Jungen, die später abhängig werden, die ersten Alkoholerfahrungen mit 15 Jahren, Mädchen mit 17, und sie erleben den ersten Rausch mit 16 (Frauen mit 21). Mit dem vermehrten Trinken beginnen sie mit 27 (30), ein Kontrollverlust tritt erstmalig mit 30 (34) auf, erste Entzugssymptome machen sich mit 35 (39) bemerkbar. Erstmals stationär behandlungsbedürftig sind sie mit 40 (41). Von diesem Alter an sinkt der Anteil der noch abhängig Trinkenden stetig. Als Ergebnis einer vierzigjährigen Verlaufsbeobachtung bei alkoholabhängigen Männern berichteten Vaillant und Hiller-Sturmhöfel (1996), dass im Alter von 60 Jahren 10 % zu einem moderaten Konsum gefunden hatten, 32 % abstinent lebten und 27 % abhängig tranken. 31 % waren verstorben, davon 19 % in einer Trinkphase. Grob ist also damit zu rechnen, dass je ein Drittel der Alkoholabhängigen abstinent wird, trinkt oder frühzeitig verstirbt. Bei den Todesursachen dominieren Folgeerkrankungen des Trinkens, Unfälle und Suizide zu etwa gleichen Anteilen. Die Lebenserwartung ist erheblich verkürzt.

Das Ergebnis war in keinen Zusammenhang mit der Dauer, der Art oder der Intensität von professionellen Behandlungen zu bringen. Entscheidende Parameter für ein Herausreifen aus der Sucht waren dagegen Ersatzabhängigkeiten und neue Bindungen (z. B. in Partnerschaften oder in Selbsthilfegruppen), einschneidende Konsequenzen im Zusammenhang mit dem Suchtmittelkonsum (z. B. medizinische Folgen oder tiefgreifende Lebenskrisen), Akzeptierung des Krankheitsschicksals und neue Lebensperspektiven. Die Schlussfolgerung daraus lautete nun nicht, dass professionelle Behandlungen überflüssig seien, sondern dass sie immer wieder notwendig werden, um Krisen aufzufangen, Verschlimmerungen zu verhüten und die genannten Ausstiegsfaktoren zu fördern. Vaillant sprach von dem »Doctor's Dilemma«, nämlich zu wissen, dass ein Ausstieg jederzeit möglich ist, aber nicht zuverlässig einschätzen zu können, ob die gerade aktuelle Behandlung dazu beitragen wird. Dies sollte als Herausforderung begriffen werden, jeweils ein Optimum an Behandlung zu realisieren und gleichzeitig mit Rückschlägen zu rechnen ohne zu resignieren. Der unmittelbare Erfolg der Behandlungen ist nämlich keineswegs zu unterschätzen. Anders als bei anderen chronisch rezidivierenden Erkrankungen wie z. B. Rheuma werden aber an Alkoholkranke überhöhte Besserungserwartungen gerichtet, die sich völlig unzutreffend an akuten Erkrankungen wie z. B. einer Lungenentzündung orientieren.

Risikomerkmale für einen ungünstigen Verlauf wurden übereinstimmend in vielen Katamnesestudien gefunden (Küfner et al. 1988, Lesch et al. 1990, Vaillant 1995, Schwoon et al. 2002).

Es sind:

- eine Suchtbelastung in der Herkunftsfamilie, d.h. schädlicher Gebrauch oder Abhängigkeit bei Eltern, Großeltern, Geschwistern oder anderen nahen Angehörigen;
- ein früher Beginn abhängigen Trinkens mit eindeutigen Symptomen vor dem 25. Lebensjahr;
- eine lange Krankheitsdauer von zehn Jahren oder mehr;
- viele suchtspezifische Vorbehandlungen (Entzugsbehandlungen und Entwöhnungstherapien);
- mehrere, oft chronifizierte körperliche Folgeerkrankungen;
- zusätzliche Probleme durch Medikamenten- oder Drogenkonsum;
- psychiatrische Komorbidität, also eine weitere psychische Störung (Angst, Depression, Psychosen) bzw. Suizidgedanken oder Suizidversuche in der Vorgeschichte;
- geringe Selbstwirksamkeitserwartungen, d.h. eine passive, fatalistische Grundeinstellung mit der Überzeugung, das eigene Leben und speziell die Alkoholabhängigkeit kaum beeinflussen zu können;
- eine gering ausgeprägte Überzeugung, den Suchtmittelkonsum unbedingt einschränken oder aufgeben zu müssen;
- Rückkehr in ein Milieu, in dem starkes Trinken toleriert oder sogar eingefordert wird, um nicht ausgeschlossen zu werden (Trinkercliquen, Bridgeclub ...);
- geringe soziale Integration, also ein isoliertes, zurückgezogenes Leben ohne Partnerschaft oder ohne Bezug zu Angehörigen oder Freunden;
- lange Arbeitslosigkeit, fehlende Tagesstruktur;
- keine eigene Wohnung, Obdachlosigkeit, Heimunterbringung.

Die ersten Merkmale sind schon vor Beginn einer Behandlung gegeben und enthalten kein Überraschungsmoment. So gut wie alle Erkrankungen mit einem hohen Chronifizierungsrisiko sind umso schwieriger zu überwinden, je früher im Leben sie entstehen, je länger sie andauern, je schwerwiegender die Folgen sind und je mehr Lebensbereiche durch sie betroffen sind. Zwei Merkmale spiegeln die subjektive Einschätzung wider, das eigene problematische Verhalten beeinflussen zu können bzw. sich auf Hilfen einlassen zu wollen. Die restlichen Merkmale weisen auf ungünstige Lebensumstände hin, die eine Stabilisierung von Verhaltensänderungen erschweren.

Bei so genannten chronisch mehrfach beeinträchtigten Abhängigkeitskranken (CMA-Patienten) liegen viele dieser Merkmale gleichzeitig vor. Statistisch signifikante Zusammenhänge mit dem Behandlungsergebnis sind belegt, mit Korrelationswerten um 0,3 allerdings nicht hoch. Es gibt also Prognosemerkmale für einen negativen Krankheitsverlauf. Sie sind aber für den individuellen Fall nicht hinreichend aussagekräftig und für die aktuelle Behandlungssituation nicht richtungsweisend. Deshalb dürfen sie nicht etwa dafür verwendet werden, Menschen zu identifizieren, bei denen ein unmittelbarer Behandlungserfolg wenig wahrscheinlich ist, um sie infolgedessen von Behandlungen auszuschließen. Umgekehrt wird ein Schuh daraus: Diese Menschen haben es besonders schwer, ihre Abhängigkeit zu überwinden und brauchen spezifische Unterstützung. So ist es eine besondere Herausforderung für die psychosoziale Versorgung insgesamt und für die Suchthilfe im Besonderen, vorhandene Angebote auszubauen und neue Ansätze zu entwickeln.

MERKE → **Mit jedem Patienten ist in jeder neuen Behandlungssituation wieder zu klären, was ihm jetzt und in naher Zukunft helfen kann, das Trinken zu unterbrechen und langfristig den Ausstieg aus der Abhängigkeit zu ermöglichen.**

Co-Abhängigkeit

Die nahen Angehörigen Abhängigkeitskranker müssen damit zurechtkommen, dass das Familienleben durch die Alkoholkrankheit erheblich beeinträchtigt wird durch eine Vielzahl negativer Folgen und Verhaltensweisen, u. a. durch Unzuverlässigkeit, unberechenbare Stimmungsschwankungen von Reizbarkeit und Aggressivität bis zu Verzweiflung und Depression, Vernachlässigung und Rückzug, Verweigerung von Aussprachen und Konfliktklärung, sexuelle Schwierigkeiten oder Übergriffe, finanzielle Unsicherheit durch Arbeitslosigkeit und Schulden, Notfallsituationen aufgrund von Intoxikationen und Entzugskomplikationen, Suizidalität. Durch Scham- und Schuldgefühle gerät die Familie zunehmend in die Isolation, was eine Überwindung der Schwierigkeiten zusätzlich erschwert.

Die Bewältigungsversuche lassen sich in mehrere Kategorien zusammenfassen. Treten gehäuft Konflikte auf, werden sie erst einmal bagatellisiert. Es wird nach Erklärungen gesucht, die nichts mit dem Trinken zu tun haben. Wer oder was die Schuld an den Familienproblemen trägt, wird zur vorrangigen Frage – ein Spiel, an dem sich auch die Kranken intensiv beteiligen. Um das Familienleben aufrecht zu erhalten und es nach außen intakt erscheinen zu lassen, wird der Abhängige beschützt und abgeschirmt. Für seine alkoholbedingten Ausfälle werden plausibel erscheinende Erklärungen gefunden. Allmählich übernehmen Angehörige immer mehr Verantwortung, vor allem durch den Versuch, selbst die Kontrolle über das Trinken zu bekommen. Ermahnungen und flehentliche Bitten, Angebote zum gemeinsamen moderaten Trinken sind vorübergehend erfolgreich, bleiben aber letztlich so fruchtlos wie die Anstrengungen, Einkäufe zu kontrollieren, Alkohol zu verstecken oder wegzuschütten, Feiern zu vermeiden. Immer wieder entstehen Hoffnungen, die brutal enttäuscht werden können. Sie werden von Schuldgefühlen begleitet, nicht das Richtige getan zu haben, um das Problem des anderen zu lösen. Verzweiflung schlägt in Beschuldigungen um, bei denen der Alkoholkranke nicht nur wegen des Trinkens, sondern in Bausch und Bogen wegen aller Ehe-, Familien- und Lebensschwierigkeiten angeklagt wird. Es ist für Angehörige ungemein schwierig, zu einer eigenen Haltung zu finden und diese gegenüber dem schwankenden Verhalten des Betroffenen konsequent zu bewahren. Trennungsgedanken werden erwogen und verworfen.

Oft scheint es leichter, das Belastende, aber doch sehr Vertraute auszuhalten als den Aufwand einer Veränderung auf sich zu nehmen und die Ungewissheit vor dem, was kommen mag. Darf man überhaupt einen kranken Menschen verlassen?
Diese Verhaltensweisen arrangieren sich zu sehr individuellen Mustern in symmetrischer oder komplementärer Interaktion mit den Alkoholkranken. Der in den 1970ern geprägte Begriff der Co-Abhängigkeit wird diesen heterogenen Erscheinungsformen nicht gerecht. Angehörige gerieten in der Folge in den Verdacht, sie verhielten sich aufgrund eigener Defizite so, dass die Abhängigkeit verlängert wird, weil sie sich dadurch selbst stabilisieren können. Dies mag vorkommen, setzt aber einen viel zu einseitigen Akzent. Wählen wir lieber die Bezeichnung »co-abhängiges Verhalten« für alle Umgangsformen, mit denen andere Menschen einem Abhängigkeitskranken das Trinken leichter machen oder mit denen sie es für ihn notwendiger werden lassen. Sie stellen immer auch Anpassungsversuche an eine extrem schwierige Lebenssituation dar. Angehörige, die Hilfe suchen, sind oft resigniert, weil ihre Bemühungen sich als fruchtlos erwiesen haben. Sie sind verunsichert, erschöpft bis hin zu Depressionen und psychosomatischen Störungen. Manchmal bleibt die Bedürftigkeit hinter forschem, forderndem, anklägerischem Auftreten und einer Fassade von Kompetenz verborgen. Es liegt nahe, Angehörige für die Anamneseerhebung und zur Umgestaltung des Familienlebens als »Hilfstherapeuten« zu funktionalisieren. Oft erwarten sie Anweisungen, wie sie sich in Zukunft verhalten sollen, um einen Rückfall zu verhindern. Sie brauchen aber eine völlig andere Orientierung und Unterstützung, damit sie sich zugestehen, selbst in den Mittelpunkt zu rücken und in Angehörigengruppen und in einer eigenen Therapie Hilfen für sich selbst suchen. Wenn sie akzeptieren, dass sie keinen Einfluss auf das Trinken des Kranken haben, und sich selbst verändern, wird es ihnen besser gehen. Für den Kranken bedeutet es, dass er sich damit arrangieren muss. Vielleicht ändert er nichts am Trinken, vielleicht verstärkt es sich sogar. Es besteht aber

auch eine Chance – wenn auch keine Gewissheit – zum Besseren, die auf keinem anderen Weg erreicht werden kann.

MERKE → Für Angehörige beginnt eine Veränderung, wenn sie erkennen, dass sie das Trinken ihres Familienmitgliedes nicht beeinflussen können, und damit anfangen, sich um sich selbst zu kümmern. Diese Selbstfürsorge gilt es zu stärken.

Die wichtigsten Gesichtspunkte, die es zu berücksichtigen gilt, sind die »großen 7 K's«:

- Kontrolle über das Trinken aufgeben;
- Konferenz mit anderen Angehörigen und Mitbetroffenen zum Austausch von Wahrnehmungen und Gefühlen;
- Kenntnisse über die Alkoholkrankheit und die Behandlungsmöglichkeiten sammeln;
- Kontakt in eigener Sache mit Selbsthilfegruppen, Beratungsstellen, Psychotherapeuten;
- Konfrontation des Kranken mit den Auswirkungen auf die Familie;
- Konsequenz im Durchhalten von Entschlüssen und Verhaltensänderungen;
- Kooperation mit Behandlungsangeboten für das kranke Familienmitglied.

Wenn die Konfrontation in einem direkten Gespräch als zu schwierig erscheint, können Angehörige in einem persönlichen Brief die wichtigen Problembereiche aufschreiben: »Lieber M., ich denke schon eine ganze Zeit darüber nach, wie ich etwas sehr Schwieriges mit dir bereden könnte. Um einige Gedanken zu ordnen, habe ich mich entschlossen, sie in einem Brief an dich aufzuschreiben.« Es folgt jetzt eine Schilderung wichtiger gemeinsamer Erlebnisse, die die Verbundenheit deutlich machen. Eine Darstellung all der Eigenschaften und Verhaltensweisen, die man an dem anderen schätzt und liebt, schließt sich an, gefolgt von einer Schilderung der positiven Merkmale, die früher einmal da waren und die verloren gegangen zu sein scheinen. Alles wird konsequent aus der eigenen Sicht beschrieben, ebenso wie die negativen Vorkommnisse, die Anlass für den

Brief gegeben haben. Formulierungen wie »Du musst bei der kleinsten Gelegenheit immer gleich aufbrausen« sind nicht angebracht, sondern die Mitteilung eigener Reaktionen mit Bezug auf konkrete Vorfälle: »Ich war ganz erschrocken, als ich gestern ein Glas zerbrochen habe und du mich deshalb so angeschrien hast.« Der Brief fährt damit fort, dass ein Zusammenhang mit dem Alkoholkonsum hergestellt wird, und zwar nicht im Sinne eines einfachen Ursache-Wirkungs-Verhältnisses, sondern mit der Hypothese, dass M. in den Teufelskreis aus Problemen und Alkohol geraten ist und sich darin immer schneller dreht. Abschließend werden die eigenen Erkundigungen inklusive einschlägiger Adressen aufgeführt und ein Angebot zur Unterstützung in Form von Aussprache, Begleitung, Entlastung gemacht. Ein möglicher Schlusssatz kann lauten: »Ich möchte den Menschen, der für mich so viel bedeutet, wieder gewinnen und nicht irgendwann völlig an den Alkohol verlieren.« Mit diesen Formulierungen wird verdeutlicht, dass Konfrontation nicht degradierend sein muss, sondern in solidarischer Zuwendung geschehen kann.

Kinder aus alkoholbelasteten Familien

Für Kinder alkoholkranker Eltern sind immer wieder Belastungen beschrieben worden, die eine gesunde körperliche und psychosoziale Entwicklung so beeinträchtigen können, dass im späteren Erwachsenenleben deutliche Defizite fortbestehen. Nun gibt es die alkoholbelastete Familie ebensowenig wie den alkoholkranken Menschen. Belastungen wirken sich weniger stark aus, wenn die Erkrankung der Eltern sich spät entwickelt, wenn andere Angehörige unterstützend einspringen, wenn es andere wichtige erwachsene Bezugspersonen gibt, wenn der kranke Elternteil die Familie früh verlässt, wenn es keine zusätzliche psychiatrische Komorbidität gibt, keine Probleme finanzieller oder krimineller Art u. v. a. m. Dennoch sind die Kinder vielfältigen nachteiligen Einflüssen und Erlebnissen ausgesetzt, die sie allein nur schwer ausgleichen können.

Bei ihren Eltern erleben sie abrupte Handlungen und Stimmungsumschwünge, die unmotiviert erscheinen oder für die sie gar die Schuld bei sich suchen. Großzügigkeit und Verwöhnung schlagen unvermutet um in Ablehnung und Aggression oder in Vernachlässigung. Auf Zusagen oder Versprechungen ist kein Verlass. Zwischen den Eltern kommt es zu Streitereien mit Vorwürfen und Herabwürdigungen des Partners bis hin zu massiven Handgreiflichkeiten. Kinder erleben die Eltern im Rausch oder im Entzug, mit Ängsten und Depressionen und Suizidalität. Es kann zu gewalttätigen Übergriffen und sexuellem Missbrauch kommen. Das Familienleben ist durch Wechsel von Trennungen und Versöhnungen, neue Trennungen und neue Partner instabil. Kinder werden zum Mittel der Auseinandersetzung, sollen Partei ergreifen oder müssen Aufgaben des ausfallenden abhängigkeitskranken Elternteils übernehmen. Dies alles wird umso schwerer erträglich, wenn es nicht mitgeteilt werden darf, weil die Alkoholabhängigkeit als ein Familiengeheimnis gewahrt bleiben muss. Die Kinder geraten mit der ganzen Familie in die Isolation. Sie können nicht mal eben Freunde nach der Schule mitbringen, weil sie nicht wissen, ob sich die Eltern gerade passabel verhalten. Sie dürfen sich nicht entlasten dadurch, dass sie sich bei anderen ausheulen und sich an andere Erwachsene wenden, die weniger defizitär sind als die eigenen Eltern.

MERKE → **Kinder aus alkoholbelasteten Familien leiden nicht nur unter der Krankheit ihrer Eltern und deren Folgen, ihnen fehlen auch wichtige Kompensationsmöglichkeiten. Sie brauchen deshalb besondere Aufmerksamkeit, Förderung und Unterstützung.**

Kinder können sich aus diesem Geflecht nicht einfach lösen. Sie müssen versuchen, sich zu arrangieren und die abträglichen Erfahrungen zu kompensieren. Diverse Autoren haben charakteristische Muster herausgearbeitet, die einige empirische Bestätigung fanden (Überblick in Zobel, 2006). Sie sollten nicht als Standardtypen verstanden werden, sondern als Versuche, die Beschreibung möglicher Reaktionsweisen übersichtlicher zu gestalten. Die *Familienhelden oder »heroischen Kinder«* orientieren sich als Reaktion auf die erlebten Angst- und Ohnmachtsgefühle an Leistung, Ordnung, Disziplin. Sie übernehmen früh Verantwortung und vertrauen dabei vorwiegend auf sich selbst. Durch ihre Erfolge bewahren sie die Reputation der Familie nach außen, und sie entlasten den nicht abhängigen Elternteil durch ihr kompetentes Handeln. Durch die permanente Überforderung können depressive oder psychosomatische Dekompensationen entstehen. Die *Sündenböcke oder »rebellischen Kinder«* arbeiten gegen eine drohende Resignation und Depressivität an und nehmen durch aufsässiges, disziplinloses, süchtiges oder kriminelles Verhalten das Thema der Aggressivität auf. Sie konkurrieren um die negative Aufmerksamkeit und entlasten damit den abhängigen Elternteil. *Die Einzelgänger oder »verlorenen Kinder«* ziehen sich in ihre eigene Welt zurück und suchen Schutz am Rande des Geschehens. Sie befürchten, bei eigenen Ansprüchen den anderen zur Last zu fallen, und weigern sich, Verantwortung für das Familiengeschehen und für sich zu übernehmen. Durch braves, unauffälliges Verhalten ohne Auflehnung und Konfliktbereitschaft riskieren sie spätere Kontaktschwierigkeiten bis hin zu soziophobischem Verhalten. Sie entlasten die ganze Familie, da sie den anderen nicht als besonders gefährdet erscheinen. *Als Clown oder »Sonnenschein«* der Familie reagieren Kinder auf die allgegenwärtigen Verstimmungen und die Furcht vor der Auflösung der Familie. Spaßig, lustig, angetrieben sorgen sie für die Aufhellung der düsteren Familiensituation, an der Grenze zu unreifem Verhalten und Umschlagen in ängstliche Verstimmungen. Sie stabilisieren das dysfunktionale Verhalten des trinkenden Elternteils. Die *Friedensstifter* stellen das Wohlergehen der anderen in den Mittelpunkt und wirken als verständnisvolle, einfühlsame Zuhörer und Helfer. Ein echter Kontakt zu eigenen Gefühlen oder Bedürfnissen besteht nicht. Sie haben ein schlechtes Gewissen, wenn sie sich um sich selbst kümmern und es ihnen gut geht.

Diese Charakterisierungen sind prägnanter als die Wirklichkeit, geben aber Themen vor, die in der Betreuung und Unterstützung dieser Kinder wichtig werden können. In Vergleichsstudien wurden eine ganze Reihe von Leistungsdefiziten und Verhaltensproblemen, vermehrte ängstliche und depressive Symptome und psychosomatische Beschwerden, also Störungen in der erwarteten Richtung festgestellt. Die Unterschiede zu Kontrollgruppen waren aber nicht stark ausgeprägt. Dieser Effekt ist immer wieder zu beobachten: Bei klinischen Stichproben werden sehr große Auffälligkeiten und Zusammenhänge festgestellt, die dann in empirischen Kontrollgruppenstudien viel weniger dramatisch erscheinen. Die Vermittlung zwischen den beiden Erfahrungswelten bleibt ein ungelöstes Erkenntnisproblem. Der eindeutigste Befund besagt, dass Kinder aus alkoholbelasteten Familien ein ca. sechsfaches Risiko tragen, selbst abhängigkeitskrank zu werden. Wie Zwillings- und Adoptionsstudien zeigten, sind dafür zum Teil genetische Komponenten verantwortlich. Zur Zeit wird das Modell favorisiert, dass durch sie eine Disposition für eine Abhängigkeit entsteht, die sich nur unter dem Einfluss weiterer konstitutioneller und umweltbedingter Faktoren manifestiert.

Aus Forschungen zur so genannten Resilienz, also jener Fähigkeit trotz widriger Umstände gesund zu bleiben, erhofft man sich Anregungen, wie eine Entwicklung ohne psychische oder soziale Störungen trotz nachteiliger, schädlicher Familienbedingungen besonders gefördert werden könnte. Wer in einer alkoholbelasteten Familie aufwächst, ist nicht nur abträglichen Einflüssen ausgesetzt, sondern auch Herausforderungen, durch deren Bewältigung besondere Kompetenzen aufgebaut werden können. Z. B. kann die Verantwortlichkeit der »Familienhelden« im positiven Sinne auch zu Selbstvertrauen, Selbstgenügsamkeit, Beharrlichkeit, sozialer Intelligenz beitragen, und die in der Familie bewährten Strategien der »Friedensstifter« können zu Einfühlungsvermögen und Verhandlungsgeschick führen.

Wolin und Wolin (1995) beschrieben sieben kompensatorisch wichtige Bereiche. Kinder können die *Einsicht* entwickeln, dass das gestörte Familienleben auf eine Krankheit zurückgeht, an dem der kranke Elternteil etwas ändern könnte, wozu er aber noch nicht bereit ist. Sie müssen sich nicht selbst verantwortlich für die Verursachung oder für Lösungen des Problems fühlen. Altersgerechte Informationen über die Alkoholkrankheit, die von außenstehenden, aber vertrauten Personen vermittelt werden, unterstützen diesen Weg. Durch zeitliche und räumliche Distanz von der Familie gewinnen sie *Unabhängigkeit* in ihren Handlungen und bereiten allmählich eine emotionale Ablösung vor. Spielgruppen, Ausflüge, sportliche Aktivitäten, Vereinszugehörigkeit bieten neue Erlebnisfelder und sie helfen auch dabei, *Beziehungen* zu Menschen außerhalb der Familie zu knüpfen. Eltern von Freunden zeigen, dass man auch bei Schwierigkeiten oder Konflikten beieinander bleiben kann. Kinder können ermutigt werden, ihre Umwelt spielerisch zu erkunden und dafür Anerkennung und Zuwendung zu erhalten, auch wenn sie Fehler machen. Dadurch entwickeln sich *Eigeninitiative* und Mut, sich Menschen und Aktivitäten zuzuwenden, die ihren eigenen Vorstellungen und Bedürfnissen entsprechen. Die Freiheit, die im Spiel gewonnen wird, lässt sich durch Anleitung und Förderung musischer oder gestalterischer *Kreativität* weiter entfalten. Sie eröffnet die Möglichkeit, sich selbst zu entdecken, zu formen und auszudrücken. Befreiend wirkt auch der *Humor*, auch als Sarkasmus oder Ironie, mit dem die eigene Situation und die der Familie nicht als nur belastend begriffen wird. Ein eigener Maßstab für richtiges und angemessenes Verhalten, an dem man sich selbst orientiert und bewertet, ist in einer alkoholbelasteten Familie nur schwer zu entwickeln. Ein solches stabiles Wertesystem, eine *Moral*, entsteht durch intensiven Austausch mit Gleichaltrigen und Erwachsenen, die als Vorbilder akzeptiert werden können. Sie ist gewissermaßen der krönende Abschluss der heilsamen Faktoren, die durch Spiel, künstlerische Aktivitäten und Beziehungen wirksam werden.

MERKE → **Durch die Entlastung von Schuldgefühlen, die Förderung von Unabhängigkeit, Beziehungsvielfalt, Eigeninitiative, Kreativität, Humor und die Entwicklung eigener Wertesysteme können Kinder aus alkoholbelasteten Familien unterstützt werden, sich psychisch gesund zu entwickeln.**

Suchtphänomene

Sucht ist ein ebenso schillernder Begriff wie Liebe: Jede(r), der sie erlebt hat, verbindet damit seine ganz persönlichen Vorstellungen und Erinnerungen. Aber eine allgemeine Übereinstimmung über eine exakte Definition oder eine Abgrenzung von anderen Phänomenen ist nicht zu erzielen. Was unterscheidet Sucht z. B. von Missbrauch, Gewöhnung, Gewohnheit, stereotypen Verhaltensweisen, Zwangshandlungen oder Perversionen? Zu den definitorischen Problemen kommt hinzu, dass seit einigen Jahren der Suchtbegriff erheblich ausgedehnt wird. Er taucht nicht mehr nur in seiner alten Bedeutung von Siechtum (= Krankheit) auf, die wir aus Kombinationen wie Fettsucht, Wassersucht, Magersucht kennen, und auch nicht im Sinne eines Lasters (Habsucht, Putzsucht), sondern auch in Kombination mit sonst durchaus geschätzten Aktivitäten wie z. B. in Spielsucht, Arbeitssucht u. a. Die breitesten Oberbegriffe dafür sind »exzessive Verhaltensweisen« oder »Störungen der Impulskontrolle«. Experten der WHO haben einen pragmatischen Weg gewählt und an die Stelle des Begriffes Sucht den der Abhängigkeit gesetzt und ihn wie folgt definiert: »Es handelt sich um eine Gruppe körperlicher, Verhaltens- und kognitiver Phänomene, bei denen der Konsum einer Substanz ... für die betroffene Person Vorrang hat gegenüber anderen Verhaltensweisen, die ... von ihr früher höher bewertet wurden« (Dilling et al. 1993).
Je nach dem Wirkungsprofil der Substanz, ihrem Missbrauchspotenzial, der Art der physischen und der psychischen Entzugssymptome lassen sich Einteilungen in verschiedene Abhängigkeitsformen treffen. Separat aufgelistet werden im ICD-10 Störungen durch Alkohol, Opioide, Cannabinoide, Sedativa oder Hypnotika, Kokain, andere Stimulantien einschließlich Koffein, Halluzinogene, Tabak, flüchtige Lösungsmittel und schließlich Störungen durch multiplen Substanzgebrauch. Berücksichtigen wir außer den verschiedenen Substanzklassen auch noch die Konsummuster

und die konsumierten Mengen und darüber hinaus die Krankheitsentstehung und den weiteren Krankheitsverlauf, dann gilt:

MERKE → **Eine Krankheitseinheit »Abhängigkeit« kann zwar definiert werden, aber es gibt kein einheitliches Kranksein: Kein Abhängigkeitskranker ist wie der andere.**

Auch dem Versuch, die Vielfalt durch Typologien wie z. B. die von Jellinek überschaubar zu machen, sind enge Grenzen gesetzt. Das Spektrum möglicher Persönlichkeitsmerkmale, Verhaltensweisen, lebensgeschichtlicher Erfahrungen und Krankheitsverläufe bei Menschen, die als »suchtgefährdet« oder »suchtkrank« bezeichnet werden, ist dafür einfach viel zu breit. Im Folgenden werden einige Merkmale abhängigen Verhaltens, die als besonders wichtig anzusehen sind, in einem Entwicklungsablauf vorgestellt. Er muss sich nicht zwangsläufig so gestalten, denn sowohl die Betreffenden als auch ihre Bezugspersonen und professionelle Helfer können prinzipiell kompensierend eingreifen. Wichtig ist, dass die Hilfsbedürftigkeit früh erkannt und akzeptiert wird.

Abhängigkeit – ein Entwicklungsablauf

Vor dem ersten Konsum muss sich eine Bereitschaft zum Probieren entwickeln. Dafür sind am ehesten soziale Bedingungen entscheidend wie z. B. die Verfügbarkeit der jeweiligen Droge in der Gesellschaft oder das Modellverhalten anderer Konsumenten. Über die Gefahr, dass diese Stoffe abhängig machen können, sind auch sehr junge Erstkonsumenten informiert, sie schätzen aber ihre persönliche Vulnerabilität als unbedeutend ein: »Mir kann das nie passieren!«.

Dann kommt das Probieren selbst. Hier treffen wir auf zwei sehr verschiedenartige Phänomene. Es kann unmittelbar aversive Konsequenzen geben, also negative Erfahrungen wie z. B. ein Hustenanfall beim ersten Inhalieren von Zigarettenrauch, oder der bittere Geschmack eines Bieres. Manch einer lässt es an dieser Stelle für immer, getreu dem Sprichwort:

»Gebranntes Kind scheut das Feuer«, und entspricht damit der allgemeinen Erwartung von vernünftigem, gesundheitsbewusstem Handeln. Andere machen weiter, herausgefordert durch anerkannte, bewunderte Vorbilder, die schließlich nicht gequält erscheinen, wenn sie einen tiefen Lungenzug nehmen oder sich genüsslich den Bierschaum von den Lippen wischen. Gruppendruck in Form von Spott oder Ansporn, begleitet von Befürchtungen, ausgeschlossen zu werden, trägt seinen Teil zum weiteren Konsum bei. → Soziales Umfeld, Seite 19

Drogengebrauch wird gegen anfangs überwiegende negative Konsequenzen systematisch gelernt. Dieser Lernvorgang wird oft durch Initiationsriten und durch den so genannten gepflegten Konsum überhöht, wozu umfangreiches Wissen und zahlreiche praktische Kenntnisse gehören. Man denke nur an den Weinkenner, der über Lagen und Jahrgänge Bescheid weiß, der die Temperatur und die Reihenfolge beim Servieren peinlich beachtet, der die zugehörigen Gläserformen parat hält usw.

MERKE → **Die subjektiv erlebte Wirkung eines Suchtmittels wird nicht nur von der Art und Menge der Substanz, sondern ganz wesentlich von intrapsychischen Faktoren und von der äußeren Situation geprägt.**

Im Gegensatz zu denjenigen Probierern, die beim ersten Konsum deutliche negative Begleiterscheinungen erleben, stehen diejenigen, die unmittelbar angenehme Erfahrungen machen. Manche begreifen, dass dies von der spezifischen äußeren Situation (»setting«) und von ihrer eigenen Befindlichkeit (»set«) zu diesem Zeitpunkt abhängt. Sie haben eine gute Chance für genussvollen, kontrollierten Konsum. Andere schreiben die positiven Wirkungen ganz dem Stoff zu. Sie versuchen, die Erfahrungen so bald wie möglich zu wiederholen. Manchmal gelingt ihnen das, manchmal aber auch nicht. → Eigenschaften der Droge Alkohol, Seite 18

Gerade solche Handlungen, bei denen der Erfolg sehnlichst erwartet wird, aber nicht zuverlässig einkalkuliert werden kann, werden häufiger wiederholt, eher als Verhaltensablauf automatisiert und auch weniger rasch wieder aufgegeben, als wenn sich der Erfolg jedes Mal mit Gewissheit einstellt. Dies ist das experimentell gut belegte Lernprinzip der intermittierenden Verstärkung. Wir haben damit ein weiteres wesentliches Merkmal abhängigen Verhaltens vor uns: Die Drogenzufuhr wird wegen der erwarteten, erhofften, ersehnten Wirkungen wiederholt. Die tatsächlich erreichte Wirkung tritt demgegenüber in den Hintergrund.

MERKE → Suchtmittelkonsum wird nach dem Lernprinzip der intermittierenden Verstärkung verfestigt. Die kurzfristig erwarteten Effekte spielen dabei eine größere Rolle als die langfristig eintretenden Konsequenzen.

Viele Abhängige sind damit vertraut, dass Drogenkonsum nicht jedes Mal den erwünschten Effekt hat. Oft aber werden unangenehme Erfahrungen gar nicht richtig wahrgenommen oder erinnert. So berichten Alkoholabhängige nach einem Rausch von der anregenden Eingangsphase, wissen aber nichts mehr von den später aufgetretenen depressiven oder gereizten Verstimmungen, die auf ihre nüchternen Begleiter so eindrucksvoll gewirkt hatten. Verhaltensweisen werden im Allgemeinen eher durch die unmittelbaren (in diesem Fall positiven Konsequenzen) beeinflusst als durch die erst später und oft erst langfristig eintretenden Folgen.

Welche Wirkungen werden denn nun erwartet? Suchtmittelkonsum bietet eine Möglichkeit zur Regulierung von Emotionen. Angestrebt werden Änderungen des körperlichen Befindens bzw. der Stimmungslage im Sinne von Anregung, Kreativitätsförderung, Bewusstseinserweiterung, rauschhaftem Erleben, kurz um eine Enthemmung; oder es wird eine Hemmung angestrebt im Sinne von Betäubung, Abschalten, Vergessen. Dies ist am besten zu erreichen, wenn die Substanz vorab eingenommen wird, bevor also die aktuell zu bewältigende Situation eingetreten ist.

MERKE → Durch den Suchtmittelkonsum wird eine Veränderung der Realitätswahrnehmung angestrebt und damit eine scheinbare Realitätsbewältigung oder Problemlösung.

Lustvolles Erleben und Konfliktbewältigung ohne den Einsatz chemischer Mittel setzt einiges voraus, nämlich die Bereitschaft und die Fähigkeit, selbst aktiv zu werden, das Vertrauen in die eigenen Möglichkeiten der

Einflussnahme (Selbstwirksamkeit), die Entwicklung eigener Lebensformen und die Ausgestaltung tragfähiger Beziehungen. Abhängigkeitskranke müssen oft mühsam wieder lernen, die Verantwortung für das eigene Denken, Empfinden und Handeln zu übernehmen.

Im Verlauf der weiteren Krankheitsentwicklung kann ein starker Wunsch oder eine Art Zwang zum Trinken entstehen. In Situationen, in denen Alkohol nicht unmittelbar verfügbar ist, stellen sich Unruhe, Verstimmungen und Gereiztheit ein als Indikatoren für ein zunächst ungerichtetes, dann immer stärker auf den Alkoholkonsum konzentriertes Bedürfnis. Es wird als intensives, unwiderstehliches Verlangen beschrieben, das alle Gedanken beherrscht und dem sich die Betroffenen wie ausgeliefert fühlen (»Suchtdruck« oder »Craving«). Die Kontrolle über den Konsum ist nur noch eingeschränkt oder gar nicht mehr möglich. Die Betroffenen fühlen sich nicht mehr in der Lage, den Beginn des Konsums hinauszuzögern oder sich an eine vorab festgelegte Trinkmenge zu halten, die ihnen selbst eigentlich als angemessen erscheint. → Suchtdruck, Seite 116ff

Ein typischer Ablauf besteht darin, dass sich jemand mit ein paar Freunden auf ein Bier trifft und wegen des bevorstehenden Arbeitstages früh nach Hause zurückkehren will. Am nächsten Morgen stellt er fest, dass es schließlich 10 Bier und 12 Korn geworden sind und er so verkatert ist, dass er nicht zur Arbeit gehen kann. Wer dies einige Male erlebt hat, versucht, sich Regeln zu setzen, also nur noch zu bestimmten Anlässen oder zu festen Zeiten Alkohol zu trinken. Ansätze zur Selbstkontrolle können durch Trinktagebücher gefördert werden, wie sie u.a. bei der Bundeszentrale für gesundheitliche Aufklärung (www.bzga.de) zu erhalten sind. In ihnen werden Uhrzeit, Situation, Gedanken und Gefühle bei Trinkverlangen oder Alkoholkonsum festgehalten. Dadurch lassen sich regelhafte Vorläufer und Nachwirkungen entdecken, aus denen sich konkrete Ansätze für Verhaltensänderungen ergeben. → Planung konkreter Maßnahmen, Seite 80f

Ein guter Weg zur Selbstkontrolle besteht auch darin, andere in das Vorhaben einzuweihen und sie um Unterstützung zu bitten. Dazu gehört in einem ersten Schritt aber auch, sich die Problematik selbst einzugestehen und Schwellen von Scham und Peinlichkeit zu überwinden. Die Kontrolle kann gelingen, so dass der Weg in die Abhängigkeit abgebrochen oder verzögert wird. Je häufiger Kontrollversuche scheitern, desto weniger ist die Illusion aufrechtzuerhalten, dass das Trinken unproblematisch sei.

Nach längerem übermäßigem Alkoholkonsum treten typische psychische und physische Entzugssymptome auf. Sie lassen sich wirkungsvoll durch erneutes Trinken dämpfen. Darauf weist z. B. die volkstümliche Rezeptur gegen einen Kater hin, den man am besten mit dem Getränk vom letzten Abend verscheuchen soll. Menschen, die kontinuierlich für einen hohen Alkoholspiegel sorgen, erleben Entzüge allerdings nur in abgeschwächter Form, z. B. am Morgen nach mehreren Stunden Schlaf. Bei absinkenden Blutalkoholkonzentrationen entwickeln sich fast immer innere Unruhe, Getriebenheit und ängstliche Anspannung, die sich bis zu nackter Panik und psychotischen Zuständen steigern können. Zusammen mit zum Teil extremen körperlichen Beschwerden wird dies als ein Ausnahmezustand mit dem überwältigenden Gefühl existenzieller Bedrohung erlebt. Es ist unmittelbar einleuchtend, dass jemand alles tut, um einen solchen Zustand nicht zu erleben oder um ihn zumindest abzukürzen. Um ihn zu fürchten, braucht er ihn selbst nicht einmal extrem erlebt zu haben, denn die meisten Abhängigen kennen die charakteristischen Entzugssymptome aus Schilderungen oder Erlebnissen mit anderen sehr gut. Ein weiteres Merkmal abhängigen Verhaltens ist also eine extreme Angst vor einem Entzug. → **Entzug, Seiten 13, 91, 94 ff**

Eng mit ihr gekoppelt ist das Bestreben, Vorräte anzulegen, um sich gegen das Eintreten des Entzuges abzusichern. Es werden Verstecke angelegt, und zwar selbst dann, wenn jemand allein lebt und nicht befürchten muss, dass ein anderer sich über seine Vorräte hermachen könnte oder seinen Alkoholkonsum kontrollieren will. Bei der Wahl der Verstecke wird ein erstaunlicher Erfindungsreichtum entwickelt. Eine bewährte Absicherung besteht darin, eine Notration mit sich zu führen, z. B. als praktisches

Fläschchen, das der Körperform angepasst ist (»Flachmann«). Eine Kontrolle durch andere ist sinnlos, weil dann die Verheimlichungsversuche noch verstärkt werden. Wichtiger sind klare, eindringliche Rückmeldungen, in denen Beobachtungen ohne Vorwürfe mitgeteilt werden mit direktem Bezug auf das Verhalten, das Anlass zur Besorgnis gibt.

Durch körperliche Anpassungsvorgänge kann sich eine Toleranz für die Alkoholwirkungen aufbauen. Sie zeigt sich darin, dass im Krankheitsverlauf immer größere Alkoholmengen benötigt werden, um dieselbe Wirkung zu erzielen. Es kann bis zu Promillegraden getrunken werden, die bei Menschen ohne eine Gewöhnung schwere Beeinträchtigungen hervorrufen würden. So gibt es Alkoholkranke, die ein scheinbar geordnetes Aufnahmegespräch auf einer Station führen, obwohl die Atemkontrolle einen Wert von 3,5 Promille ergibt. Ob sie sich später noch an das Gespräch erinnern können, steht auf einem anderen Blatt. Bei langfristigem starken Konsum kann es allerdings zu einer Toleranzumkehr kommen. Deutlich geringere Mengen als zu vergangenen Spitzenzeiten führen zu heftigen Intoxikationen. Das psychologische Pendant zur Suchtstofftoleranz findet sich in der Beobachtung, dass eine Handlung immer häufiger und immer intensiver ausgeführt wird, dass aber die von früher erinnerte und aktuell erhoffte Wirkung nicht mehr erreicht wird und dass sich vor allem keine befriedigenden Zustände mehr einstellen.

Obwohl das Trinken nun nichts Genussvolles mehr hat, kann das Verlangen nach der Alkoholwirkung mit der Zeit so übermächtig werden, dass alle Bemühungen anderer Personen, das Trinken einzudämmen, unterlaufen werden. Das tatsächliche Ausmaß wird vertuscht oder geleugnet. Die Beschaffung und der Konsum werden gegen Widerstände durchgesetzt, notfalls wird gestohlen. Es werden schwerste persönliche Nachteile in Kauf genommen, z. B. eine Kündigung der Wohnung oder der Arbeitsstelle oder die Trennung vom Lebenspartner. Hält man sich die Schrecken des Entzuges vor Augen, lässt sich ein gewisses Verständnis für derartige Verhaltensweisen aufbringen. Doch ist viel schwieriger nachzuvollziehen, dass Menschen wenige Tage nach einem Entzug und mit klarer Erinnerung an die Begleitsymptome und an die negativen Konsequenzen des Konsums wieder zu ihrem Suchtmittel greifen. Gerade dieser Moment beseitigt die letzte vielleicht noch bestehende diagnostische Unsicherheit, sowohl für den Abhängigkeitskranken selbst als auch für alle, die mit ihm zu tun haben und davon erfahren.

Viele Menschen spüren erst, dass sie voller Leben sind, wenn sie sich in Extremsituationen begeben, man denke nur an Bergsteiger oder Einhandsegler oder an die in psychiatrischen Kliniken häufig anzutreffenden Menschen, die sich selbst Verletzungen zugefügt oder einen Suizidversuch unternommen haben. Dass es zu solchen Handlungen oft gerade dann kommt, wenn vieles geregelt erscheint und ins Lot gekommen ist, so dass sich doch eher Zufriedenheit einstellen müsste, ist erschreckend. Es ist aber auch ein Hinweis darauf, dass Situationen existenzieller Bedrohung aktiv gesucht werden, auch dann, wenn sie erfahrungsgemäß negative Erlebnisse nach sich ziehen. Es wird anhaltend getrunken, obwohl bereits manifeste Schädigungen eingetreten sind, also z.B. trotz einer schmerzhaften Entzündung der Bauchspeicheldrüse, trotz einer Räumungsklage, trotz Selbstvorwürfen wegen des Trinkens. Es gelingt nicht, die aus der Distanz gesehen einzig richtig erscheinende Konsequenz zu ziehen, d.h. den Suchtmittelkonsum einzuschränken oder zu beenden und dann an der Überwindung der Schwierigkeiten zu arbeiten. Das Trinken erfüllt Funktionen, die so wesentlich sind, dass sie alle Nachteile überwiegen. Wir müssen dies nicht nur akzeptieren, sondern neugierig darauf sein, diese Funktionen aufzuspüren und gemeinsam nach Alternativen zu suchen, wie die dahinter liegenden Bedürfnisse zu verändern oder zu erfüllen sind.

Im Laufe der Krankheitsentwicklung muss immer mehr Energie und Zeit für die Beschaffung, das Trinken selbst und die Erholung davon aufgewendet werden. Immer mehr wird das Leben auf das Suchtmittel ausgerichtet, immer häufiger wird unabhängig von Tageszeit, Ort oder Situation getrunken. Andere Verpflichtungen und Interessen werden zugunsten des Trinkens vernachlässigt. Es bildet sich eine eigenständige Identität heraus als ein dem Alkohol ausgelieferter Mensch, der einer Subkultur mit einer eigenen Sprache, mit eigenen Gebräuchen und Verhaltensweisen angehört. Dieses Selbstbild wird durch jeden Rückfall verfestigt.

MERKE → **Abwehrversuche wie Verleugnung oder Bagatellisierung sind zu verstehen als Bemühungen, das angegriffene Selbstwertgefühl vor weiteren Beschädigungen zu schützen.**

Sich einzugestehen, dass man abhängig geworden ist, bedeutet eine erhebliche psychische Krise, eine extreme Kränkung und Erschütterung des Selbstwertgefühls, verbunden mit Verlustängsten und Schamgefühlen. Dem soll mit mehr oder minder primitiv erscheinenden Abwehrversuchen begegnet werden. Dazu gehören Äußerungen wie: »Jeder trinkt doch Alkohol, und ich kenne welche, die viel mehr trinken als ich. Wie kann ich da ein Alkoholiker sein?«

In einem solchen Moment ist es erst einmal unerheblich, ob jemand sich selbst als Alkoholiker bezeichnet. Er braucht aber Raum, um Probleme, die er mit sich und anderen hat, zu reflektieren. Dazu muss er ein Interesse spüren, das ihm als Person gilt und nicht der Festlegung auf eine klinische Diagnose. Eine Entgegnung könnte lauten: »Wissen Sie, ich sehe, dass Sie unkonzentriert sind und wenig auf Ihre Kleidung achten. Das ist so ganz anders als ich Sie kenne. Deshalb denke ich, dass Sie sich mit einigen Problemen herumschlagen.« → Beweisführungen vermeiden, Seite 70

Der Weg bis zur Akzeptierung der Diagnose ist lang, gekennzeichnet von extremen Wechseln zwischen Bewusstmachung und Verleugnung. Viele Abhängige richten alle verbliebenen Energien weniger auf die Bewältigung der eigentlichen Problematik als darauf, die durch die Diagnose bedingte Kränkung abzuwehren. Anderen fällt dann auf, dass Schauspielerei, Unzuverlässigkeit, Heimlichtuereien, Lügnerei überhand nehmen. All dies sind schon verzweifelte Versuche, sich die Krankheit noch nicht eingestehen zu müssen. Dafür suchen sie Verbündete: »Wenn mein Partner

(Chef, Kollege, Arzt) mich noch nicht darauf angesprochen hat, hat er auch noch nichts gemerkt. Also ist es ja noch gar nicht so schlimm bei mir«. Oft lassen sich die Bezugspersonen in das Spiel einbinden und sorgen ungewollt dafür, dass konstruktive Bewältigungsmaßnahmen weiter hinausgeschoben werden. Sie gehen schweigend über Auffälligkeiten hinweg, kaufen in bester Absicht Alkohol, um Entzugserscheinungen abzumildern, sie bezahlen Rechnungen und Kreditschulden usw. Angemessene Hilfe besteht darin, genau das nicht zu tun, sondern Konsequenzen spürbar und Verantwortlichkeiten sichtbar zu machen.

Eine weit verbreitete Entlastungsmöglichkeit besteht für Abhängigkeitskranke auch darin, die Verantwortung für den Suchtmittelkonsum anderen Menschen oder schicksalhaften unglücklichen Umständen zuzuschieben. Dies kann nur unzureichend gelingen, ist aber als ein Versuch zu verstehen, mit immer wieder auftretenden negativen, meist depressiv getönten Symptomen fertig zu werden. Denn Schuldgefühle, Reue, Zerknirschung und auch Selbsthass nehmen zu und können bis zum Wunsch nach Selbstauslöschung, zu Suizidgedanken und Suizidhandlungen führen.

Diagnosekriterien

Die hier skizzierte Entwicklung läuft im individuellen Fall nicht notwendigerweise in dieser Reihenfolge ab und beinhaltet auch nicht sämtliche dieser Merkmale. Es existiert nicht das eine, einfache und beweiskräftige Symptom für eine Alkoholkrankheit. Psychische Veränderungen, somatische Symptome und soziale Schwierigkeiten, die meist mit ihr in Zusammenhang gebracht werden, könnten auch auf andere Krankheiten oder Probleme zurückzuführen sein.

Gemäß ICD-10 werden die folgenden sechs Symptome als konstituierend angesehen:

- ein starker Wunsch oder eine Art Zwang, Alkohol zu trinken;
- Verminderung der Fähigkeit zur Kontrolle des Trinkens;
- ein charakteristisches Alkoholentzugssyndrom bzw. Alkoholkonsum zur Vermeidung oder Milderung von Entzugssymptomen;
- Toleranzentwicklung;
- zunehmende Vernachlässigung anderer Interessen zugunsten des Alkoholkonsums;
- anhaltender Alkoholkonsum trotz des Nachweises schädlicher körperlicher oder psychischer Folgen.

Die Diagnose einer Abhängigkeit soll dann gestellt werden, wenn mindestens drei dieser Kriterien in den vorhergehenden zwölf Monaten gleichzeitig mindestens einen Monat lang vorgelegen haben. Aus dieser Operationalisierung geht hervor, dass von einer Alkoholabhängigkeit auch dann gesprochen werden kann, wenn kein Craving oder auch keine Kontrollverminderung zu beobachten sind, zwei Symptome, die früher als die wesentlichen Merkmale einer Abhängigkeit gegolten haben. Ein derartiger Diagnosevorschlag ist einer möglichst wertfreien, deskriptiven Kategorisierung verpflichtet. Er enthält keine Überlegungen zur Ursache und Entwicklung der Krankheit und verzichtet auf Gesichtspunkte, die für eine Behandlungsplanung wichtig wären.

TABELLE 1 Schema einer Suchtanamnese

Anlass der Kontaktaufnahme
Hauptsuchtmittel in den letzten 3 Monaten vor dem Interview
gegenwärtige Konsumgewohnheiten
▪ wann zuletzt?
▪ welche Substanz, welche Form (z. B. Getränk), welche Mengen?
▪ Konsumablauf an einem typischen Tag
▪ Begleitumstände, Trinkpartner
▪ gesuchte, gewünschte, erwartete Wirkungen (Funktionalität)
▪ tatsächlich eingetretene Wirkungen

Konsumentwicklung

- erster Konsum überhaupt (Alter)
- Erfahrungen beim Erstkonsum (Situation, Wirkungen, Folgen)
- erster problematischer Konsum (Alter)
- Erfahrungen beim ersten problematischen Konsum (z. B. Rausch, Sozialverhalten, Stimmung, Angst, Aggressivität)
- seit wann erlebt sich der Patient als abhängig?

Folgen der Abhängigkeit

- körperlich (Toleranz, Entzugssymptome, Folgekrankheiten)
- psychisch
- sozial

Versuche der Kontrolle (Art und Erfolg)

- Selbstregulation
- Fremdkontrolle
- Entzugs-, Entwöhnungsbehandlungen (wann, wo, mit welchem Erfolg?)
- Selbsthilfegruppen (welche, wann? Erfahrungen und Bewertungen)

letzte Abstinenzphase

- Zielsetzung
- Zeitraum
- Anlass oder Beweggrund
- Kampf oder Selbstverständlichkeit?
- Was half durchzuhalten?
- Wie endete die Abstinenzphase?

Erfahrungen mit anderen Suchtmitteln

- Erhebung jeweils nach den zuvor genannten Gesichtspunkten
- Zusammenhänge zwischen den Suchtmitteln

Subjektives Erklärungsmodell

(Warum sind gerade Sie suchtkrank geworden?)

Subjektive Einschätzung des Rückfallrisikos

(Vorläufer, Auslöser, Ablauf, Kontrollmöglichkeiten)

Jetzige Ziele
▪ für den Umgang mit Alkohol
▪ für professionelle Hilfen (Entzug, Entwöhnung, Psychotherapie)
▪ Selbsthilfe
Formen möglicher Unterstützung / Hilfen
▪ gewünscht, erhofft, ersehnt
▪ realistisch

Dazu würden zusätzliche Informationen gehören, die in einer Suchtanamnese nach dem Schema der Tabelle 1 ermittelt werden können. Wer ein standardisiertes Interview bevorzugt, findet im European Addiction Severity Index (Gsellhofer et al. 1999) ein erprobtes Verfahren. Die Befunde können durch Fragebogenverfahren wie die Skala zur Erfassung der Schwere der Alkoholabhängigkeit (SESA: John, Hapke, Rumpf 2001), das Trierer Alkoholismusinventar (TAI: Funke et al. 1987) und andere ergänzt werden (siehe Schwoon und Krausz 2001).

Für die Abhängigkeitsdiagnose sind keine wesentlichen Unterschiede zwischen ICD-10 und DSM-IV zu verzeichnen, wohl aber für die Feststellung eines *schädlichen Gebrauchs* (einst als Alkoholmissbrauch bezeichnet). Er wird diagnostiziert, wenn der Alkoholkonsum in den letzten zwölf Monaten deutliche Folgen hatte, aber die Kriterien für eine Abhängigkeit noch nicht erfüllt sind. Nach DSM-IV liegt er vor, wenn fortgesetztes Trinken zu einer Gesundheitsschädigung oder einer psychischen Störung führt. Dazu gehören auch schwerwiegende Beeinträchtigungen bei der Arbeit, im Haushalt oder in der Schule (gehäufte Abwesenheit, verminderte Leistungsfähigkeit, Vernachlässigung wesentlicher Interessen); Trinken in Situationen, die mit besonderen Gefahren verbunden sind (Autofahren, Arbeit an laufenden Maschinen); wiederholte Probleme mit Polizei und Justiz; wiederholte soziale oder interpersonelle Probleme.

Soziale Auffälligkeiten gehen demnach in die Diagnosestellung ein. Im ICD-10 werden soziale Folgen des Konsums nicht als Kriterien eines schädlichen Gebrauchs gewertet. Dort bezeichnet er ein Konsumverhalten, das zu einer manifesten Gesundheitsschädigung führt. Das kann eine körperliche Störung sein, etwa in Form einer Hepatitis durch Selbstinjektion von Substanzen, oder eine psychische Störung, z. B. eine depressive Episode durch massiven Alkoholkonsum. Sowohl die Kriterien des DSM-IV als auch des ICD-10 zielen auf eine klinische Diagnosestellung ab.

MERKE → **Ein schädlicher Gebrauch von Alkohol liegt vor, wenn der Konsum zu ernsten Konsequenzen geführt hat, die Kriterien für die Diagnose einer Abhängigkeit aber noch nicht erfüllt sind.**

Ein anderer Ansatz zur Klassifikation von Alkoholproblemen geht davon aus, dass es eine Korrelation zwischen hohem Konsum und alkoholbedingten Folgeschäden gibt, so dass Risikoklassen je nach der durchschnittlichen Trinkmenge definiert werden können. Diese Methode bietet sich an, wenn jemand eine Beratung wünscht oder auf mögliche Risiken seines Konsums aufmerksam gemacht werden soll. Auch in Bevölkerungsumfragen wird nach diesem Prinzip vorgegangen. Eine Krankheitsdiagnose wird in all diesen Fällen nicht primär angestrebt. Zur Zeit werden von der Deutschen Hauptstelle für Suchtfragen (DHS) die Empfehlungen der British Medical Association (BMA) favorisiert. Wegen der unterschiedlichen Umsetzung des Alkohols bei Männern und Frauen werden die folgenden Grenzen für den täglichen Konsum in Gramm reinen Alkohols getrennt angegeben. Von einem wenig riskanten Konsum wird gesprochen, wenn ein Mann üblicherweise nicht mehr als 30 g, eine Frau nicht mehr als 20 g trinkt. Eine solche Alkoholmenge ist in 0,75 l Bier oder 0,33 l Wein bzw. in 0,5 l Bier oder 0,25 l Wein enthalten. Bei bis zu 60 g (bei Frauen 40 g) liegt ein riskanter Konsum vor. Ein schädlicher Konsum wird bis zu einer Obergrenze von 120 g (für Frauen 80 g) angenommen. Alles darüber liegende ist ein so genannter Hochrisikokonsum. Die Konsumgrenzen für einen wenig riskanten Konsum sind keinesfalls als Empfehlungen zu verstehen. Es gibt keine Trinkmenge, von der generell gesagt werden kann, sie sei nicht schädlich.

MERKE → Die Bezeichnung »riskanter Alkoholkonsum« bezieht sich allein auf die für eine Person üblichen Trinkmengen pro Tag oder pro Woche.

Bei der Angabe von Konsummengen wird nicht berücksichtigt, dass es auch auf den Kontext ankommt, in dem getrunken wird, und auf die unmittelbaren Folgen des Konsums. Deshalb wird für diejenigen, die auf Alkohol nicht völlig verzichten wollen, empfohlen, pro Woche zwei bis drei Tage ganz ohne ihn zu verbringen. Außerdem gibt es Vorschläge zur so genannten »Punktabstinenz«, die allgemein als selbstverständlich gelten, wenn sie für manche auch schwer einzuhalten sind: vor Autofahrten, vor Konzentrationsanforderungen im Beruf, beim Bedienen von Maschinen, während einer Schwangerschaft usw. Dauerhafte Abstinenz ist grundsätzlich angezeigt, wenn Erkrankungen oder Behinderungen vorliegen, die durch Alkohol verschlimmert werden, und wenn Medikamente verordnet worden sind, deren Einnahme sich mit Alkohol nicht verträgt.

Für eine knappe Einordnung, ob vielleicht schon ein Abhängigkeitsproblem besteht, können vier einfache Fragen (auch zur Selbstdiagnose) herangezogen werden, sofern ein vertrauensvolles Klima und einige Aufrichtigkeit gegeben sind (so gen. CAGE-Fragebogen von Mayfield, McLeod und Hall 1974; s. auch Broschüre der DHS, 2003):

1. Haben Sie bisweilen das Gefühl, Sie sollten Ihren Alkoholkonsum verringern?
2. Haben Sie sich darüber geärgert, dass jemand Sie wegen Ihres Trinkens kritisiert hat?
3. Fühlen Sie sich manchmal wegen Ihres Trinkens schlecht oder schuldig?
4. Haben Sie morgens getrunken, um sich zu beruhigen oder einen Kater loszuwerden?

Wenn mehr als eine Frage bejaht wird, gilt das als deutlicher Hinweis auf eine Alkoholproblematik, dem dann in einem weiteren Gespräch nachgegangen werden sollte. → Motivierende Gesprächsführung, Seite 67 ff

Umfangreichere, bewährte Screeningverfahren sind der Münchner Alkoholismus-Test (MALT: Feuerlein et al. 1999) oder der Alcohol Use Disorders Identification Test (AUDIT: Babor und Grant 1989; s. Wetterling und Veltrup 1997), der von der WHO empfohlen wird. Einen ausführlicheren Fragebogen hat die Bundeszentrale für Gesundheitliche Aufklärung (BzGA) herausgegeben. Andere Aspekte einer formellen Abhängigkeitsdiagnostik finden sich bei Schwoon und Krausz (2001).

Behandlungsziele

Das vorrangige Ziel der Suchtkrankenhilfe und das persönliche Ziel der Alkoholkranken sollte nach früheren Vorstellungen in der dauerhaften Abstinenz liegen, ohne Ausweichen in andere Suchtformen (»Suchtverlagerung«). Daran wurde der Behandlungserfolg gemessen und damit auch der Erfolg spezieller therapeutischer Interventionen. Erwartet wurde, dass sich durch Abstinenz eine generelle Erholung ergibt, so dass sich quasi als Nebenprodukt eine Besserung in allen Lebensbereichen einstellt. Übersehen wurde, dass die Aufgabe des Suchtmittels einen Verlust bedeutet und Umstellungen und Neuorientierungen in allen Lebensbereichen unumgänglich sind. Vor dem Hintergrund der bisherigen persönlichen Lebensgeschichte, der Probleme, die vor der Abhängigkeit bestanden, und der Schädigungen infolge der Abhängigkeit stehen Alkoholkranke vor Anforderungen, die Menschen, die nicht unter einer schweren Krankheit leiden, selten zu bewältigen haben, und die kaum alle auf einmal zu bewältigen sind. Es liegt vielmehr nahe je nach der aktuellen Situation, dem Krankheitsverlauf und der akuten Symptomatik differenzierte Zielsetzungen ins Auge zu fassen (SCHWOON et al. 1999).

MERKE → **Differenzierte persönliche Zielsetzungen in verschiedenen Problembereichen ermöglichen Alkoholabhängigen eine konkrete Handlungsorientierung und eine angemessene Bewertung ihrer eigenen Fortschritte.**

Schadensbegrenzung

Vielfach geht es zunächst und unmittelbar um eine Schadensbegrenzung, d.h. um eine Sicherung des Überlebens, die Bewältigung akuter Krisen und die Verminderung körperlicher und seelischer Folgeschäden. Die Sicherung der sozialen Umgebung gegen Beeinträchtigungen durch den Kranken und die Vermeidung weiterer sozialer Desintegration bilden die nächste wichtige Gruppe von Interventionszielen. Wenn dies gewährleistet ist, gilt es, den Suchtmittelkonsum zu reduzieren und zunehmend längere Abstinenzzeiten einzuhalten. Dazu gehören dann auch Rückfallprophylaxe und -bewältigung. Veränderungen der Lebensgestaltung und der Selbstkonzepte stehen am Ende der Hierarchie. Über eine solche noch sehr allgemein gehaltene Gliederung von Zielen ist relativ leicht ein Konsens zu erreichen. Ein Genesungsfortschritt ist aber immer nur individuell zu definieren, unter Berücksichtigung der Ausgangslage und der Ressourcen der Patienten. Die Konkretisierung von Zielen wird ganz wesentlich bestimmt von ihren persönlichen Wertorientierungen und denen der Behandelnden. Welche Gesichtspunkte dabei wichtig werden können, wird im Folgenden ohne Anspruch auf Vollständigkeit aufgeführt und nicht als allgemeingültige Vorgaben, sondern als Beschreibungen für ein jeweils anzustrebendes Niveau (s. Abbildung 1). Um die Orientierung zu erleichtern, werden die Ziele auf sieben Achsen – Suchtverhalten, körperliche Gesundheit, seelische Gesundheit, Sexualität, Sozialverhalten, Beruf, soziales Netz – jeweils in eine hierarchische Ordnung gebracht, vom minimalen zum maximalen Anspruch im Prozess des Herauswachsens aus der Sucht.

ABBILDUNG 1 Behandlungsziele

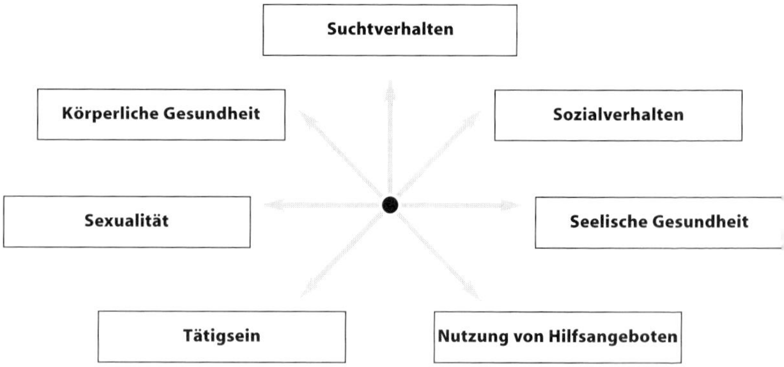

Suchtverhalten

Abstinenz ist ein wesentliches Ziel suchttherapeutischer Interventionen. Dadurch, dass sie oft weder kurzfristig, noch durch eine einmalige intensive Behandlung und manchmal auch überhaupt nicht zu erreichen ist, wird sie als Ziel nicht obsolet. Ebenso wenig ist Abstinenz ein Garant für eine allgemein gesteigerte Lebenszufriedenheit oder Lebensqualität. Eine Intervention sollte danach bewertet werden, ob es gelingt, kurzfristig Linderung von Beschwerden zu erreichen, Schaden abzuwenden und zugleich den Weg in die Abstinenz nicht zu behindern.

⟵ **Abstinenz**

Vorläufige Zielbestimmung: Die eigene Suchtmittelproblematik wird realistisch eingeschätzt. Eine Entscheidung über Versuche, weniger und kontrolliert zu trinken bzw. vorläufig oder auf Dauer abstinent leben zu wollen, wird getroffen.

Rückfälle und Bewältigungskompetenzen: Episoden mit schädigendem Alkoholkonsum werden seltener. Die täglichen Trinkmengen werden geringer, die Trinkepisoden kürzer. Sie werden aus eigenem Entschluss und durch eigene Aktivitäten abgebrochen.

Konsumverhalten: Der Konsum wird insgesamt eingeschränkt. Alkohol wird nur in bestimmten Situationen getrunken und führt nicht zu Rauschzuständen oder anderen schädlichen Konsequenzen wie z. B. Kündigung der Wohnung oder der Arbeitsstelle, Trennungen von Partnern, Suizidalität, somatische Notfallbehandlungen.

Neue Gewohnheiten ohne Suchtverlagerung: Es werden neue Gewohnheiten entwickelt, die einen Schutz gegenüber Rückfällen bieten. Sie tragen zu einer Bereicherung des persönlichen Lebens bei. Eine Suchtverlagerung, d.h. eine Hinwendung zu anderen Substanzen oder zu neuen exzessiven Verhaltensweisen, die immer weniger zu einer Befriedigung führen und die neue Schädigungen nach sich ziehen, tritt nicht auf.

Abstinenz: Es gelingt, völlig ohne Suchtmittel bzw. eine Suchtverlagerung zu leben. Dies mag einen täglichen Kampf bedeuten, so dass das Suchtmittel immer noch zentraler Lebensinhalt ist. Anzustrebendes oberstes

Ziel ist eine zufriedene Abstinenz: Das suchtmittelfreie Leben ist zur Selbstverständlichkeit geworden und hat nicht mehr den Charakter einer täglich neu zu erbringenden Leistung.

Körperliche Gesundheit

Es geht auf dieser Achse darum, mehrere Stufen der Besserung des Gesamtbefindens auseinander zu halten. Die globale Forderung der WHO, dass Gesundheit ein völliges körperliches, seelisches und soziales Wohlbefinden bedeute, muss angesichts der Grenzen, die für die betreffende Person und für die jeweilige Situation bestehen, relativiert werden.

Akut- bzw. Notfallbehandlung: Krankheiten, die direkt oder indirekt lebensbedrohlich werden können, werden unmittelbar behandelt. Linderung und Abwendung einer Verschlimmerung stehen im Vordergrund.

Basisstatus: Bei Körperpflege, Ernährung und Bekleidung wird darauf geachtet, dass keine gesundheitlichen Beeinträchtigungen in Kauf genommen werden. Bestehende Defizite können ausgeglichen oder erträglich gemacht werden.

Compliance: Die Patienten wirken an der Behandlung suchtbedingter und anderer Krankheiten aktiv mit. Sie beteiligen sich an den erforderlichen diagnostischen Maßnahmen und an der Zielfindung und halten sich an Empfehlungen zur Ernährung, Medikamenteneinnahme und Betätigung.

Gesundheitszustand: Krankheiten und Behinderungen sind überwunden bzw. bis zum individuell erreichbaren Optimum behandelt. Körperliche Belastbarkeit, Kraft und Ausdauer haben zugenommen. Es gibt einen adäquaten Schlaf-Wach-Rhythmus.

Präventives Verhalten und gesunde Lebensführung: Informationen über eine gesunde Lebensweise werden in gesundheitsfördernde Aktivitäten umgesetzt. Eine ausgewogene Ernährung wird ebenso eingehalten wie eine ausreichende körperliche Betätigung. Hausarzt und Zahnarzt werden regelmäßig, auch prophylaktisch, aufgesucht.

Seelische Gesundheit

Wegen der mannigfaltigen Überschneidungen zu den anderen Zielachsen wird das Behandlungsziel seelische Gesundheit auf den intrapsychischen Bereich eingegrenzt, also auf das Spektrum von kognitiven Funktionen, Affektivität, Einstellungen, Intentionen und Selbstkonzept.

Seelische Grundfunktionen: Im Verlauf der Abhängigkeitserkrankung treten psychische Schädigungen ein, in Form von Einbußen der Aufmerksamkeits-, Auffassungs- und Gedächtnisleistungen, oder im Sinne einer Nivellierung der Persönlichkeit mit mangelnder Kritikfähigkeit oder eingeschränkten Selbstkontrollfähigkeiten. Vorrangig muss eine Verschlechterung abgewendet werden, im besten Fall werden diese Grundfunktionen wieder hergestellt.

Akzeptierung des Krankheitsschicksals: Scham-, Schuld- und Versagensgefühle wegen der Entwicklung und Folgen der Sucht und der wiederholten Rückfälle treten in den Hintergrund. Die eigene Entwicklungsgeschichte wird nüchtern und selbstkritisch reflektiert, so dass sie im Sinne einer Versöhnung mit sich und anderen akzeptiert werden kann.

Wahrnehmung und Ausdruck von Gefühlen und Bedürfnissen: Befindensschwankungen und intensive emotionale Zustände (positive wie negative) können erlebt und ausgehalten werden. Häufigkeit, Dauer und Intensität dysphorischer Zustände (Anspannung, Reizbarkeit, Unzufriedenheit) nehmen ab. Suizidale Krisen treten seltener auf. Stabile Fähigkeiten, um seelisches Wohlbefinden zu erlangen, werden aufgebaut, nämlich Gelassenheit, Selbstakzeptanz und -verstärkung, Humor, Genussfähigkeit usw.

Singgebung und Kreativität: Die eigene Existenz wird als in übergeordnete Zusammenhänge eingebettet begriffen, sei es sozial, ökologisch oder spirituell. Entsprechende Initiativen im politischen, künstlerischen, religiösen Bereich werden entwickelt.

Sexualität

Abhängigkeitserkrankungen und Sexualität sind vielfältig miteinander verknüpft. Es bestehen viele Berührungspunkte mit den Achsen der körperlichen und der seelischen Gesundheit und des Sozialverhaltens. Da das Thema Sexualität in Therapiekonzepten und Behandlungsabläufen häufig übergangen, vergessen oder verdrängt wird, wird dieser Bereich in einer eigenen Achse repräsentiert.

Sexuelle Funktionsstörungen werden nicht abgewehrt, sondern es wird fachlicher Rat gesucht. Körperliche Ursachen und suchtmittelbedingte Folgen werden abgeklärt und gegebenenfalls behandelt.

Wahrnehmung sexueller Bedürfnisse: Sexuelle Bedürfnisse werden bewusst erlebt und ernst genommen. Wünsche nach Sexualkontakten werden nicht verdrängt oder in Alkohol ertränkt, sondern akzeptiert und umgesetzt, z. B. indem man sich traut, ohne Suchtmittel zu tanzen oder jemanden anzusprechen oder sich entscheidet, vorerst keine sexuellen Beziehungen aufzunehmen. Es findet eine Auseinandersetzung mit der eigenen sexuellen Identität und mit sexuellen Präferenzen statt. Deviante Sexualwünsche (Perversionen, Pädophilie usw.) werden akzeptiert und es werden Wege eingeschlagen, damit so umzugehen, dass kein anderer geschädigt wird.

Verarbeitung von Missbrauchserfahrungen, Kränkungen, Ablehnung: Die Opfer- bzw. Tätersituation (Übergriffe und Grenzverletzungen) wird thematisiert und bearbeitet. Risikoverhalten und -situationen sind bekannt und werden vermieden. Kränkungen durch sexuelle Ablehnung und Abwertungen werden ohne Rückgriff auf Suchtmittel ertragen, und es werden angemessene Konsequenzen gezogen, z. B. Konfliktgespräche oder Trennung.

Sexuelle Beziehungsfähigkeit: Es ist möglich, über Sexualität zu sprechen und sich mit dem Partner bzw. der Partnerin zu verständigen. Sowohl die eigenen Bedürfnisse als auch die des Gegenübers werden erkundet, ernst genommen und berücksichtigt. Es besteht Einvernehmen über Sexualpraktiken, Verhütung, Infektionsschutz.

Sozialverhalten

Bei Alkoholkranken lassen sich grob zwei Gruppen unterscheiden: Sozial angepasste (ängstliche, submissive) und sozial nicht angepasste (aggressive, dominante) Menschen. Je nach Ausgangssituation erfüllt der Alkoholkonsum unterschiedliche Funktionen. Den erstgenannten dient er dazu, Anforderungen oder übermäßige Ansprüche auszuhalten oder zu erfüllen. Zum Genesungsprozess gehört, dass diese Menschen lernen, sich durchzusetzen, abzugrenzen und zu verweigern. Dagegen nutzen sozial unangepasste oder randständige Menschen ihr Suchtmittel, um Außenseitertum ausdrücken oder Unterprivilegierung auszuhalten oder zu kompensieren. Sie setzen sich ins Unrecht und fordern Gegenreaktionen heraus, z. B. wenn sie sich mit Gewalt das nehmen, was sie sonst nicht erreichen können. Auf dem Weg aus der Abhängigkeit sollten sie dahin kommen, Verantwortung zu übernehmen und sich Anforderungen und Ansprüchen zu stellen.

Soziales Basisverhalten: Es gibt einen strukturierten Tagesablauf mit einem Tag-Nacht-Rhythmus, der den Kontakt zu Menschen erleichtert, die nicht abhängigkeitskrank sind. Termine, Verabredungen und Vereinbarungen werden eingehalten.

Soziale Integration: Kontakte zum Suchtmittelmilieu werden aufgegeben und neue Kontakte werden aufgebaut, z. B. über neue Freizeitaktivitäten und Selbsthilfegruppen. Abhängigkeiten von gegebenen Macht- und Beziehungsstrukturen in der Familie, am Arbeitsplatz, bei Behörden, die unabänderlich sind, werden akzeptiert und bewusst gestaltet, Verpflichtungen werden wieder wahrgenommen.

Bewältigung der Suchtfolgen: Schulden werden aktiv reguliert. Anstehende Gerichtsverfahren werden durchgestanden. Das Gespräch über die Suchtmittelzeit und ihre Folgen mit Partnern, Kindern, Eltern, Freunden, Kollegen, Opfern wird gesucht. Die Möglichkeiten einer Bewältigung oder Wiedergutmachung werden erkundet und aktiv umgesetzt.

Beziehungsverhalten: Die Verantwortung für das eigene Verhalten und für eigene Entscheidungen wird bewusst und gezielt übernommen. Eigene Ansprüche werden kritisch reflektiert und je nach Ergebnis zurückgenommen oder angemeldet. Die eigene Wirkung auf andere kann realitätsgerecht eingeschätzt werden. Es gelingt, sich in andere einzufühlen und ihre Reaktionen auf das eigene Verhalten zu verstehen. Konflikte werden aktiv und in engem Austausch mit dem Konfliktpartner angegangen, ohne Vermeidung und Rückzug, aber auch ohne Bedrohung oder Gewaltanwendung.

Tagesstruktur, Arbeit, Tätigsein

Mehr noch als andere verknüpfen viele Abhängigkeitskranke Selbstwert und Selbstbewusstsein mit einer ihnen entsprechenden Arbeit, die angemessen bezahlt wird. Ein wesentlicher Wert beruflicher Arbeit liegt darüber hinaus in der Tagesstrukturierung einschließlich der sozialen Kontrolle und der Vermittlung von sozialen Kontakten. Der Anteil der arbeitslosen oder schwer vermittelbaren Personen unter den Abhängigen ist aber sehr groß. Eine gute Suchtkrankenbehandlung ist daher zunächst darauf ausgerichtet, eine realistische Einschätzung zu vermitteln, ob eine Wiederherstellung der Arbeitsfähigkeit und eine bezahlte Beschäftigung überhaupt im Bereich des Möglichen liegt. Ist dies nicht der Fall, müssen die entsprechenden Stufen ausgelassen werden.

Basistätigkeiten: Die Basisversorgung kann eigenständig aufrechterhalten werden, d. h. Körperpflege, Einkaufen, Essenszubereitung sowie Instandhaltung der Wohnung werden bewältigt. Die Wohnung wird zu einem Ort des Wohlbefindens umgestaltet.

Arbeitsfähigkeit: Die grundlegenden Voraussetzungen für bezahlte Arbeitsleistungen werden weiterentwickelt bzw. wieder erworben, d. h. Ausdauer und Konzentration, Leistungsmotivation, Verbindlichkeit und Pünktlichkeit, Anpassungsbereitschaft, Umgang mit Konflikten und Kritik.

Tätigsein: Neue Interessen werden gefunden, alte wieder entdeckt. Verloren geglaubte Begabungen, Fähigkeiten und Fertigkeiten werden reaktiviert (im Sport, bei handwerklichen Arbeiten oder sozialem Engagement usw.) oder es werden neue erworben. Bei Krankheit oder Berentung gelingt es, sich mit der Situation zu arrangieren und alternative Tätigkeiten zu bezahlter Arbeit zu beginnen.

Qualifizierung: Die ursprünglichen beruflichen Vorstellungen werden überprüft und Initiativen zu einer Neuorientierung ergriffen. Durch rehabilitative Maßnahmen oder Nachqualifikationen (Arbeitstraining, Umschulung, Lehrgänge) wird der berufliche Anschluss gefunden. Dadurch werden die Vermittlungschancen und der Marktwert erhöht.

Anspruchsniveau: Die eigenen Leistungen und ihre Bedeutung für sich selbst und für andere werden realistisch bewertet. Unterforderung wird ebenso vermieden wie Überforderung, so dass es weder zu Langeweile und Überdruss noch zu Überlastungsstress oder Arbeitssucht kommt. Muße wird als willkommen und bereichernd erlebt, nicht mehr als bedrohlicher Leerlauf und Langeweile.

Hilfen und Unterstützung

Das Herausfinden aus der Sucht ist ein langfristiger, instabiler, vielfach bedrohter Prozess, für den auf hinreichende Hilfen und Unterstützung zurückgegriffen werden muss. Ihre Funktion besteht darin, Rückfällen vorzubeugen, deren Dauer zu begrenzen und die Rekonvaleszenz zu beschleunigen. Das Unterstützungsnetz muss gerade in stabilen Zeiten geknüpft und gefestigt werden, damit es in Krisen belastbar ist.

Betreuung: Es wird eine Betreuung in der Wohnung mit Besuchen, Pflege z. B. durch eine Sozialstation verabredet und organisiert. Eventuell erfolgt die Aufnahme in ein Nachsorge-, Pflege- oder Altenwohnheim.

Selbsthilfe: Regelmäßig, mindestens einmal wöchentlich wird eine Selbsthilfegruppe aufgesucht. Es gelingt, sich in eine Gruppe zu integrieren, die auch bei Wohlbefinden, Überdruss, Langeweile oder bei anderen, wichtiger erscheinenden Terminen nicht aufgegeben wird. → Selbsthilfe, Seite 104ff

Weiterbehandlung: Mindestens einmal im Jahr wird ein bestimmter Arzt (Hausarzt) aufgesucht, der über Sucht allgemein und über den persönlichen Fall gut informiert ist, z.B. zu Vorsorgeuntersuchungen. Generell wird dieser bei jeder Krankheit zuerst konsultiert. In einer Anschlusstherapie in einer Beratungsstelle oder einer psychotherapeutischen Praxis wird aktiv und kontinuierlich mitgearbeitet. → Nachsorge, Seite 102f

Umfeld: Das Gespräch mit Angehörigen über veränderte Gewohnheiten, Risikoverhalten, Rückfallgefährdungen und gemeinsame Verhaltensänderungen wird gesucht und konstruktiv geführt. Selbsthilfegruppen für Angehörige oder Paarberatung bzw. -therapie werden in Anspruch genommen. Arbeitskollegen werden über die eigene Krankheit eingehend informiert. Zu einem Suchtberater im Betrieb besteht ein regelmäßiger Kontakt, in der betrieblichen Suchtkrankenhilfe wird aktiv mitgearbeitet.

Zwischen den genannten Achsen bestehen vielfältige Wechselwirkungen, die nicht im Einzelnen aufgeführt werden konnten. Es wäre ein Missverständnis, wenn man für jeden alkoholkranken Menschen in jeder Situation und unter allen Umständen die höchste Stufe anstreben wollte. Vielmehr können überhöhte und damit destruktive Ansprüche gerade dadurch vermieden werden, dass sich die Patienten und die Behandelnden darüber verständigen, an welchen Zielen sie sich im gegebenen Augenblick orientieren wollen und womit sie beide zufrieden sein können.

MERKE → **Durch eine gemeinsame Verständigung auf adäquate Zielsetzungen werden überhöhte und damit destruktive Ansprüche an Alkoholkranke vermieden. Auch wird nur dadurch überprüfbar, welche Fortschritte erreicht wurden und in welchen Bereichen vermehrte Anstrengungen unternommen werden sollten.**

Motivation

Wer nicht durch eine kritische Zuspitzung dazu gezwungen wird, unternimmt nur selten entscheidende Schritte zur Änderung seines Alkoholkonsums. Zu Versagensgefühlen bei den Betroffenen und zu Enttäuschung und Verärgerung bei Angehörigen und nicht zuletzt bei vielen wohlmeinenden Helfern führt die irrtümliche Erwartung, dass der feste Entschluss und die Beteuerung, den Konsum ab sofort und ein für alle Mal aufzugeben, schon für die Tat gehalten wird. Wenn das dann nicht umgesetzt wird, liegt der Rückschluss auf eine mangelhafte Motivation nahe. Diese ist aber nicht direkt erfassbar oder sogar messbar, sondern kann nur daraus erschlossen werden, ob eine angekündigte oder erwartete Handlung tatsächlich erfolgt. Der beliebte Hinweis auf die fehlende Motivation als Erklärung für mangelnde Behandlungsbereitschaft, Änderungsresistenz oder Rückfälle ist also ein Zirkelschluss zu Lasten Alkoholkranker.

Ob tatsächlich ein konstruktiver Schritt gemacht wird, ist das Resultat mehrerer Einflussfaktoren. Die betreffende Person muss überzeugt sein, dass das fragliche Verhalten generell in eine gefährliche Situation oder in eine Krankheit führen kann. Sie muss sich ganz persönlich und aktuell davon bedroht fühlen. Ferner muss sie über wirksame Veränderungsstrategien informiert sein. Sie muss zuversichtlich sein, dass sie diese Strategien selbst realisieren kann, und sie muss unmittelbaren Zugang zu den Hilfsangeboten haben, seien sie nun privater oder professioneller Art.

MERKE → **Konstruktive Schritte zur Veränderung werden am ehesten ergriffen, wenn sich jemand durch eine Krankheit persönlich gefährdet sieht und wenn er die angebotenen Maßnahmen für erfolgreich hält.**

Motivationsförderung konzentriert sich bei Abhängigkeitskranken gern auf die beiden bedrohlichen Aspekte dieses so genannten »Health-Belief-Model«. Insbesondere ältere Menschen und Angehörige von Gesundheitsberufen, für die Gesundheit an oberster Stelle ihrer persönlichen Wertehierarchie steht, bevorzugen diesen Versuch einer Einflussnahme. Da werden die Gesundheitsschäden möglichst plastisch herausgestellt und Prophezeiungen verkündet: »Wenn Sie so weitermachen, bleiben Ihnen keine zwei Jahre mehr!« Schon vor längerer Zeit hat LEVENTHAL (1971) herausgearbeitet, dass bei solchen Vorstellungen und Ankündigungen zwei Prozesse parallel zueinander ablaufen: Über eine rationale Stellungnahme wird ein Impuls ausgelöst, die dargestellte Gefährdung zu bewältigen und vernunft- und erwartungsgemäß zu handeln (»Problembewältigung«). Gleichzeitig gibt es eine emotionale Stellungnahme aus Furcht und Bedrohungsgefühlen mit dem Impuls, diese zu kontrollieren, abzuschwächen, auszulöschen (»Angstbewältigung«). Übermächtige Bedrohungsgefühle, Bedürfnisse zum Schutz des bereits stark angegriffenen Selbstwertgefühls, Scham- und Schuldgefühle, Selbstabwertungen und Angst führen jedoch regelhaft dazu, den Suchtmittelkonsum fortzusetzen oder noch zu steigern, gerade dann, wenn er bereits zuvor die Funktion der Angstbewältigung hatte. Anders ausgedrückt: Wer Alkohol zur Bewältigung von Hemmungen, Ängsten, Depressivität usw. trinkt, wird durch drastische Schilderungen von Abhängigkeit, Folgekrankheiten und Tod erst recht in den Konsum getrieben. Verkannt wird bei Gesundheitsappellen auch, dass es große Unterschiede darin gibt, was Menschen als drastisch und bedrohlich erleben.

MERKE → **Abschreckung funktioniert nicht bei Abhängigkeitserkrankungen.**

Abschreckung erhöht die Distanz zwischen Gesunden und Kranken und sie verfestigt Gefühle von Unterlegenheit und Hilflosigkeit gegenüber der Krankheit. Das Ausmaß der Schädlichkeit ist Menschen mit hohem Alkoholkonsum nur zu gut aus eigenem Erleben bekannt. Es ist also viel sinnvoller, die möglichen Veränderungsansätze und ihre Wirksamkeit in den Mittelpunkt von Interventionen zu rücken, ohne dabei in das Gegenteil zu verfallen und die Bedrohung zu verharmlosen.

Motivierende Interventionen

Als motivierende Interventionen werden alle Versuche bezeichnet, die Bereitschaft zur Einschränkung oder Beendigung des Suchtmittelkonsums zu fördern. Viele alkoholgefährdete oder -kranke Menschen hoffen zunächst, dass mit dem Verzicht auf Alkohol alles erreicht ist. Sie nehmen an, dass sie selbst davon weitgehend unberührt bleiben und ihr Leben wie bisher und wohl auch ein wenig besser verläuft. Doch so einfach ist es leider nicht: Wenn z.B. der Malermeister, der eine stationäre Entzugsbehandlung gerade hinter sich hat, zweimal in der Woche wieder zu seinem Stammtisch geht und dort unter seinen fröhlich zechenden Freunden Mineralwasser ordert, wird er bald feststellen, dass ein umfassender Wandel ansteht. Statt einer einseitig auf Verzicht orientierten Motivierung sind deshalb als weitere Ebenen einzubeziehen: die Motivation zur Behandlung, die Motivation zur Veränderung des Trinkverhaltens und die Motivation zur Änderung von Lebensgewohnheiten, eigenen Einstellungen, vertrauten Verhaltensweisen im Umgang mit sich und anderen.

MERKE → **Das »Wozu« der Motivation umfasst die drei Ebenen der Bereitschaft zur Behandlung, zur Veränderung des Trinkverhaltens und zur Veränderung der eigenen Person und des Lebensstils.**

Die Behandlungsmotivation kann ganz eingeschränkt erst einmal daraus gespeist sein, sich zu entlasten und zu erholen, den Schwierigkeiten am Arbeitsplatz, den Anforderungen und Vorhaltungen aus der Familie usw. zu entkommen. Mit dem Behandlungsbeginn scheint der Nachweis erbracht: »Seht her, ich tue ja etwas gegen das Trinken«. Eine solche oberflächlich anmutende Haltung ist puristischen Behandlern suspekt. Sie vertreten die Auffassung, dass jemand nur behandelbar ist, wenn er eine Veränderung für sich selbst und nicht für andere anstrebt, andernfalls würde er in seinen Entschlüssen rasch wieder schwankend werden. Die Mehrzahl kommt aber nicht aus völlig eigenem Antrieb. Von dieser Tatsache muss die Behandlungsplanung ausgehen, eröffnet sich doch in diesem Moment eine Chance zu konstruktiven Veränderungen. Schließlich kann man nur jemanden behandeln, der gekommen ist, aus welchen Gründen auch immer. Die eigentliche Herausforderung besteht also darin, Suchtkranke dazu anzuregen, sich auf den Weg aus der Abhängigkeit zu machen und sich dafür die angemessenen Hilfen zu erschließen.

Wodurch sind Alkoholkranke nun zu motivieren? Da ist zum einen der Leidensdruck, den schon Freud für den wichtigsten Veränderungsfaktor hielt. Wenn sich die Waage aus positiven und negativen Erlebnissen mit dem Trinken mehr und mehr zum Minuspol neigt, wird es immer unausweichlicher, sich helfen zu lassen, oft erst einmal nur kurzfristig und oberflächlich zur Überwindung einer akuten Krise, später dann immer intensiver und ausgedehnter. Der zweite Aspekt ist die Hoffnung und Zuversicht, dass die vorgeschlagene und angestrebte Behandlung erfolgreich sein wird. Patienten fragen gern nach den Heilungschancen bei einer bestimmten Behandlung oder einer speziellen Klinik und sind oft enttäuscht über die in ihren Augen zu hohen Rückfallquoten. Mit ihnen kann ausgiebig erörtert werden, was sie ganz persönlich dafür tun können, dass sie von den Behandlungsangeboten profitieren können. Der dritte Aspekt wird manchmal unter dem Begriff »Kosten« gefasst, wodurch die Bedeutung stark auf die finanziellen Nachteile reduziert erscheint. Gemeint ist aber der ganze Aufwand, der von den Kranken für eine so umfangreiche Veränderung geleistet werden muss.

MERKE → **Leidensdruck, Hoffnung auf Erfolg und Befürchtungen vor einem zu hohen Aufwand bestimmen die persönliche Entscheidung für oder gegen eine Suchtbehandlung.**

Meist bestehen große Unklarheiten über den Behandlungsweg, die Behandlungsinhalte und die Perspektiven für das Leben danach. Eine große Rolle spielen Befürchtungen, durch eine Klinikbehandlung von der Familie getrennt zu werden mit der Gefahr wechselseitiger Entfremdung. Das therapeutische Setting in Kliniken, die vor gar nicht so langer Zeit noch »Trinkerheilanstalten« hießen, wirkt auf viele wie eine unbekannte, bedrohliche Subkultur. Es wird in der Tat einiges verlangt, nämlich Einordnung und Anpassung an den vorgegebenen Rahmen, an Räumlichkeiten, Gruppenteilnahme, Akzeptierung eines therapeutischen Regimentes usw. Bedenken entstehen auch bei der Vorstellung, mit den Mitpatienten, die man sich ja nicht aussuchen kann, eng zusammen arbeiten und vor ihnen persönlichste Anteile offenbaren zu müssen. Vor der Therapie besteht die Angst, es werde dort ›gebohrt‹, bis die peinlichsten Unzulänglichkeiten durchschaut seien; man werde in die Enge getrieben, bis man nackt und schutzlos dastehe. Das Änderungsmodell, durch einen psychischen Zusammenbruch gehen zu müssen, um ein ›neuer‹ Mensch werden zu können, ist ebenso populär wie Angst einflößend. Es ist in suchttherapeutischen Einrichtungen längst außer Kraft gesetzt, aber die Befürchtungen haben in einem ganz anderen Sinne ihre Berechtigung: Wer sich auf eine Behandlung wegen seiner Alkoholkrankheit einlässt, wird mit schmerzlichen Erinnerungen, Erfahrungen, Defiziten konfrontiert und mit dem, was er anderen angetan hat. Er muss sich damit auseinander setzen, ohne auf das bewährte Fluchtmittel zurückgreifen zu können, es sei denn um den Preis eines Rückfalls oder eines Therapieabbruchs. Es ist nicht wegzudiskutieren: Änderung macht Angst, auch wenn der bisherige Zustand unerträglich scheint. Deshalb ist es wichtig, die Behandlungsangebote und ihre Ziele genau vorzustellen, Vor- und Nachteile mit den Alkoholkranken sorgfältig abzuwägen und sie zu ermutigen, sich bei Suchthelfern und bei Patienten, die bereits einschlägige Behandlungserfahrungen haben, kundig zu machen.

Die Motivierende Gesprächsführung

Ein Rahmenkonzept für die motivierende Beratung ist unter dem englischen Akronym FRAMES (nach Miller und Sanchez 1993) bekannt geworden: Feedback, Responsibility, Advice, Menu, Empathy, Selfefficacy. Mit Feedback ist gemeint, dass konkrete Beobachtungen und Befunde informativ, sachgerecht und emotionsfrei mitgeteilt werden. Die möglichen

Ursachen und die wahrscheinlichsten Zusammenhänge werden eingehend erörtert. Auf Spekulationen über persönliche Eigenschaften und Hintergrundmotive wird grundsätzlich verzichtet. Responsibility bedeutet eine Abklärung, wer für welche Veränderungsschritte verantwortlich ist und wer noch in die weitere Planung einbezogen werden sollte. Eigenverantwortliche Entscheidungen der Erkrankten werden in ihrer Bedeutung für die weitere Behandlung herausgestellt. Eine fachliche Beratung (Advice) über Strategien der Verhaltensänderung und über alle Hilfsmöglichkeiten soll diese Entscheidungen auf eine verlässliche Grundlage stellen. Den Patienten wird dabei eine möglichst breite Auswahl (Menu) von Handlungsalternativen überlassen. Dies alles kann sich aber nur wirksam entfalten, wenn die Patienten sich akzeptiert und verstanden fühlen (Empathy) und wenn sie davon überzeugt sind, dass sie selbst zu einer Umsetzung ihrer Entscheidungen in der Lage sind (Selfefficacy).

MERKE → **Mit der Kurzformel FRAMES werden die wichtigsten Momente einer Gesundheitsberatung wiedergegeben: Feedback, Responsibility, Advice, Menu, Empathy, Selfefficacy.**

Als konkrete Vorgehensweise hat das Modell des »Motivational Interviewing« von Miller und Rollnick (2002, deutsch 2005: »Motivierende Gesprächsführung«) breite Aufmerksamkeit und Anerkennung gefunden. Es basiert auf der therapeutischen Grundhaltung, die für die non-direktive Gesprächspsychotherapie von Carl Rogers charakteristisch ist. Ihre wesentlichen Merkmale sind der Respekt gegenüber den Patienten, ihren Überzeugungen und Entscheidungen und das Vertrauen darauf, dass abhängigkeitskranke Menschen sehr wohl ihre eigenen Lösungsansätze entwickeln können, wenn sie ihre persönlichen Ressourcen mobilisieren. Denn weder ihre lebensgeschichtlichen noch ihre krankheitsbedingten Erfahrungen müssen sie daran hindern, wieder selbst die Verantwortung für sich und ihr Handeln zu übernehmen.

Miller und Rollnick gehen davon aus, dass Abhängigkeitskranke in einem Ambivalenzkonflikt gefangen sind. Das Motiv, aufhören zu wollen und zu müssen mit dem Suchtmittelkonsum, besteht nur zu oft gleichzeitig mit dem Motiv, ihn fortsetzen zu müssen und zu wollen. Wie bei einer Waage in einem empfindlichen Gleichgewicht neigen sich die Waagschalen bei scheinbar winzigen Gewichtsverlagerungen mehr in Richtung Abstinenz oder in Richtung einer neuen Konsumphase. In diesem Ambivalenzkonflikt reagieren Abhängige mit Widerstand, wenn sie zu stark in Richtung auf eine Veränderung gedrängt werden. Die Aufgabe von Beratern und Behandlern besteht darin, den Konflikt spürbar werden zu lassen und die Patienten dabei zu unterstützen, eigene Lösungswege zu entwerfen und zu beschreiten. Die Vorgehensweise hat also deutliche direktive, auch konfrontierende Anteile. Sie steuert strukturierend auf Entscheidungen und Verhaltensänderungen zu.

Die Grundprinzipien der motivierenden Gesprächsführung klangen schon bei FRAMES an. Empathie verwirklichen heißt, sich in die persönliche, ganz individuelle und je einmalige Gedanken- und Gefühlswelt der Patienten hinein zu versetzen, ohne Bewertung, Kritik oder auch Zustimmung. Dies geschieht mit dem Anspruch, sie und ihre Situation nachvollziehend zu begreifen. Die Patienten spüren ein echtes Interesse an ihnen als Person, ihrer Problematik und ihrer oft verzweifelten Lage, ohne dass sich ihnen der Verdacht aufdrängt, es solle über sie verfügt werden. Sie sind und bleiben handelndes Subjekt und werden nicht zum Objekt von Interventionen. Gleichzeitig darf zu keiner Zeit ausgeblendet werden, dass ein sehr schwerwiegendes Gesundheitsproblem vorliegt, für das pragmatische Veränderungsansätze erarbeitet werden müssen. Durch *die Offenlegung von Diskrepanzen* lassen sich Vermeidungsstrategien, Illusionen über leicht zu erringende Erfolge usw. reflektieren. Wenn z.B. ein mehrfach mit Entzugskomplikationen im Krankenhaus behandelter Mann beim ersten Gespräch mit der Stationsschwester sagt: »Jetzt kriege ich das endgültig in den Griff«, regen sich bei ihr sofort Zweifel und sie setzt innerlich zu einem »Ja, aber ...« an. Sie besinnt sich jedoch rechtzeitig auf ihren Kurs in Motivational Interviewing und sagt dann: »Herr D.,

Sie haben sich recht gut erholt seit der Einlieferung und sind schon wieder ganz optimistisch. Beim letzten Mal hatten Sie voll auf Ihre guten Vorsätze vertraut und auf eine Weiterbehandlung verzichtet. Was ist denn diesmal anders geworden?« Statt den Patienten in eine Verteidigungsposition zu drängen, regt sie damit zum Nachdenken an. Mit ihrer Nachfrage kann sie unfruchtbare *Beweisführungen vermeiden*. Sobald nämlich versucht wird, Alkoholkranke quasi zu überführen, dass sie sich falsch verhalten und ihnen damit indirekt zu vermitteln, dass sie an ihrem Zustand und ihrer Situation selbst Schuld sind, werden defensive Gegenreaktionen provoziert. Abwehr wird auch leicht erzeugt, wenn jemand vorschnell dazu gebracht werden soll, die Diagnose der Abhängigkeit zu akzeptieren. Wenn er sich selbst aber noch nicht als krank, seinen Konsum noch gar nicht als besonders auffällig sehen kann, wehrt er sich gegen den vermeintlichen Verdacht, er sei ein asozialer Trinker, indem er herausstreicht, wie gut er sein Leben meistert. Es ist kein angemessener Part, als Behandelnder in die Rolle des Staatsanwalts zu schlüpfen und gewissermaßen ein Geständnis zu erzwingen. Konstruktiver ist es, einen alkoholgefährdeten oder -abhängigen Menschen dazu zu verführen, über alle problematischen, belastenden Aspekte seines gegenwärtigen Lebens nachzudenken und darüber offen zu sprechen, und sich dabei mit ihm zusammen auch den erfreulichen Aspekten und den vorhandenen Kompetenzen zuzuwenden. Behutsam wird dann das Thema des problematischen Alkoholkonsums eingeführt. ➘ Kurzintervention, Seite 91 ff

Oft wird bei alkoholkranken Patienten von »hartnäckiger Abwehr« gesprochen, die eine Krankheitseinsicht verhindere und die Behandlung hemme. Abwehr ist einerseits Resultat von Scham- und Schuldgefühlen, andererseits eine Reaktion auf ein zu forsches, empathiearmes Vorgehen von Bezugspersonen oder Behandelnden. Man kann versuchen, die Abwehr zu durchbrechen, und dadurch selbst an der Barriere zimmern. Man kann aber auch den *Widerstand aufnehmen* und ihn als Bestandteil des Änderungsprozesses verstehen und nutzbar machen. Konkretisieren sich im Kopf der Behandelnden Vorstellungen darüber, was ein Patient jetzt tun sollte, wird leicht die eigene Lösung als Handlungsvorschrift präsentiert. Wenn z. B. der Erfolg eines Behandlungsprogramms an der Vermittlung in Weiterbehandlungen und Selbsthilfegruppen gemessen wird und die Patienten zu einer Teilnahme gedrängt werden, führen sie gute Gründe an, warum sie davon nicht profitieren werden: »So weit wie die dort war ich doch noch nie – das sind ja richtige Alkoholiker«. Hier entsteht schnell die Neigung zur Konfrontation: »Na, Ihre Leberwerte sagen da aber etwas ganz anderes!« Daraufhin wird der Patient solche Erörterungen vermeiden, wenn er den Kontakt nicht völlig abbricht. Ein Vorgehen, das mehr verspricht, besteht darin, erst einmal Bilanz zu ziehen hinsichtlich aller Probleme, die der Patient schon sieht, ergänzt um die Befunde, die während der bisherigen Behandlung erhoben wurden. »Lassen Sie uns mal zusammen ansehen, unter welchen Schwierigkeiten Sie gelitten haben, was an Belastungen auf Sie zukommen wird und welche Befunde wir hier zusammengetragen haben. Und dann überlegen wir gemeinsam, welche Schritte Sie nun unternehmen könnten.«

Unter *Selbstwirksamkeit* ist das Vertrauen eines Menschen zu verstehen, ein Problem angehen und erfolgreich bewältigen zu können. Überforderungen, Rückschläge und Versagensgefühle entstehen, wenn das Vorhaben zu groß angelegt und zu diffus formuliert wird – wie in dem Fall einer Patientin, die noch aus der Klinik heraus zur Hochzeitsfeier einer Freundin gehen will und darauf vertraut, hinreichend abschreckende Erlebnisse während des Entzuges gemacht zu haben. Sie werde überhaupt nicht ans Trinken denken. Davon ist sie so überzeugt, dass sie niemanden vom Personal einweiht, vielleicht aus Selbstzweifeln oder aus Furcht, dass man ihr mit Ermahnungen die ganze Vorfreude nehmen würde. Auf der Feier ist sie von der Stimmung, der Begegnung mit ihren Freundinnen und ihrer eigenen Rührung und Sehnsüchten so überwältigt, dass sie das Angebot eines Glases Sekt nicht ausschlägt und dann bei den folgenden nicht mehr mitzählt. Selbstwirksamkeit zu fördern bedeutet vor allem eine Anleitung dazu, vorauszuschauen, Risiken offen abzuschätzen, eigene Stärken und Schwächen abzuwägen. Für den genannten Fall heißt das, den Vorsatz »Nie mehr Alkohol!« in Teilschritte zu gliedern, also zunächst einmal den Vorsatz zu stärken, auf dieser Feier nichts zu trinken. Dann ist mit der Patientin gemeinsam zu überlegen, ob sie ihren Vorsatz allein umsetzen kann oder welche Hilfen sie in Anspruch nehmen könnte: »Gibt es auf der Feier Leute, die auch nicht trinken und an die Sie sich wenden können?« – »Wenn Sie spüren, dass Sie zu sentimental werden und die Verführung größer wird, wie können Sie sich dann am besten verabschieden? Wo gehen Sie anschließend hin und wer kann Sie begleiten?« Dann fällt ihr vielleicht ein, dass ein paar Vertraute dort sein werden, mit denen sie schon ein paar Tage vorher über den Abstinenzvorsatz sprechen kann und die sie unterstützen können. So vorbereitet findet die Überzeugung, sich selbst steuern zu können, realistische Verankerungen. Die Wahrscheinlichkeit für ein Erfolgserlebnis wächst.

Diese Grundprinzipien lassen sich durch differenzierte Strategien verwirklichen. Details dazu finden sich bei Miller und Rollnick (1999), praktisch zu erlernen sind sie in Kursen, die auf Fortbildungen angeboten werden.

Die wichtigsten Strategien sind schon in den Beispielen angeklungen. Mit offenen Fragen können Patienten am besten dazu angeregt werden, über sich selbst nachzudenken, ihre Wahrnehmung von Gedanken und Gefühlen zu schärfen, Illusionen und Selbsttäuschungen auf die Spur zu kommen. Sie fördern also die Selbstexploration. Es fällt schwerer, gegen das, was man bei sich selbst entdeckt hat, aufzubegehren oder es abzuwiegeln, als wenn es von anderen kommt. Ein Lösungsweg, für den man sich selbst entscheidet, wird eher eingeschlagen und beibehalten. Wenn er wieder verlassen wird, entsteht in dem Betreffenden eine Dissonanz, für die er selbst verantwortlich ist und die er nicht dem falschen Rat eines anderen anlasten kann. Dadurch kommt er erneut in einen Handlungs- und Entscheidungsdruck. Vielleicht beginnt an dieser Stelle erst einmal wieder eine Trinkphase. Das Erlebnis der Eigenverantwortlichkeit lässt sich damit aber nicht wieder aufheben.

MERKE → Motivation ist ein dynamisches Geschehen und keine Eigenschaft. Motivierung ist ein Prozess, der systematisch strukturiert werden kann.

Motivation ist auch ein störbares Geschehen, wie das Modell der Waage im empfindlichen Gleichgewicht anschaulich zeigt. Es gibt sensible Phasen für eine Veränderungsbereitschaft, die manchmal nur wenige Tage dauern, oft im Anschluss an ein krisenhaftes Erlebnis wie z. B. einen körperlichen Entzug. Manche Patienten sind sehr an den somatischen Befunden interessiert, um sich zu vergewissern, noch keine dauerhafte Schädigung davongetragen zu haben. Diese Besorgnis kann sehr gut aufgegriffen werden und gewissermaßen als Eingangspforte für weitere, auf die Abhängigkeit insgesamt abzielende Informationen dienen. Andere spüren in der Krise des Entzuges ein Bedürfnis nach Wiedergutmachung und danach, sich gegen ein weiteres Fortschreiten der Krankheit abzusichern, so dass Vorschläge für eine Therapie bereitwillig aufgenommen werden. Wenn solche sensiblen Phasen nicht genutzt werden, verstreicht wieder einige Zeit, bis ein neuer Anlauf genommen werden kann. Aufgabe motivierender Interventionen ist es also auch, dieses Zeitfenster möglichst lange offen zu halten.

Zugleich muss alles getan werden, um Entschlüsse rasch in konkretes Handeln umzusetzen. Unmittelbares konstruktives Handeln wird hierzulande durch mancherlei Bürokratismen blockiert, so dass durch den Zeitbedarf für die Klärung der Kostenübernahme und für die Zuweisung eines Therapieplatzes viele Patienten von einer weiterführenden Behandlung abgehalten werden. Was nützt die einfühlsamste und konsequenteste Beratung in einer Arztpraxis, wenn der erste Termin in einer Beratungsstelle erst vier Wochen später frei ist? Doch wer sich mit den regionalen Versorgungstrukturen gut auskennt, was u. a. durch die Mitarbeit in den entsprechenden Gremien erreicht werden kann, findet leichter einen Weg, einen Patienten vor Ort in die Behandlung zu vermitteln, die für ihn am besten geeignet ist. → Vernetzung, Seite 108 ff

Veränderungsprozesse

Das Tiefpunktmodell

Betrachtet man den Verlauf der Abhängigkeitsentwicklung retrospektiv, d.h. aus dem Blickwinkel einer notwendig gewordenen klinischen Behandlung, nach Rückfällen, nach einer Besserung im Anschluss an eine chronische Trinkphase, dann drängt sich leicht ein V-förmiges Bild auf: Ausgehend vom Genuss- oder Erleichterungstrinken verstärkt sich der Konsum immer mehr, es kommt zu immer einschneidenderen negativen Konsequenzen, und dennoch kann der Konsum nicht aufgegeben werden. Es geht in allen Lebensbereichen abwärts, bis schließlich irgendwann ein Tiefpunkt erreicht wird. Das Trinken hat extreme Ausmaße angenommen, so dass es zu einer persönlichen Katastrophe kommt. Es gibt dazu eindringliche Schilderungen: die Kündigung des Arbeitsplatzes, den man noch sicher geglaubt hatte; der Auszug der Partnerin aus der gemeinsamen Wohnung ohne Vorwarnung unter Mitnahme aller Einrichtungsgegenstände; der Entzug, der Todesängste auslöste; ein Autounfall unter Alkohol, bei dem ein Kind schwer verletzt wurde. Dieser Tiefpunkt, der mit einer starken emotionalen Erschütterung verbunden ist, bietet die Chance zur Einsicht, zur Umkehr. Ab jetzt geht es überwiegend aufwärts, denn es besteht eine Bereitschaft, sich behandeln zu lassen und sein Leben wieder in die richtigen Bahnen zu lenken.

Obwohl die empirischen Befunde nicht überzeugen, erfreut sich dieses Modell immer noch großer Popularität in den persönlichen Erfahrungsberichten Alkoholkranker. Wenn sie über ihre Genesung sprechen, dann rekonstruieren sie ihre Erlebnisse vor dem Hintergrund langjähriger vergeblicher Versuche, sich zu verändern. Es sind Geschichten voller Fehlschläge, Rückfälle und Ohnmachtsgefühle. In der Rekonstruktion wird der eigenen Entwicklung ein Sinn gegeben. Das Schlüsselerlebnis bekommt bei allen negativen Konnotationen einen heroischen Beiklang. Zugleich unterstreicht es die Notwendigkeit, den eigenen Fortschritt nicht leichtsinnig wieder aufs Spiel zu setzen. Für alle anderen, die vergeblich versuchen, durch Hilfsangebote, Drohungen, Versprechungen auf einen Abhängigkeitskranken einzuwirken, bedeutet das Tiefpunktmodell eine Entlastung, denn »er oder sie ist einfach noch nicht so weit«. Die Verantwortung für das Scheitern der bisherigen Änderungsversuche muss nicht in eigenen Unzulänglichkeiten gesucht werden. Sie kann an die Kranken und an die Krankheit weiter gereicht werden. Die aus diesem Modell abgeleitete strategische Empfehlung für den Umgang mit Süchtigen findet sich verdichtet in dem Schlagwort »Hilfe durch Nichthilfe«. Demnach soll die Zeit bis zum Erreichen des Tiefpunktes nicht durch gut gemeintes Eingreifen verzögert werden. Dies würde zu einer Suchtverlängerung führen, durch die nur zusätzliche und intensivere Schädigungen zu befürchten wären.

Dieses Modell kann zutiefst inhumane Konsequenzen haben. Auf dem Weg durch die Abhängigkeit gehen gerade die Fähigkeiten verloren, die für eine Besserung oder Heilung dringend gebraucht werden, so u. a. die geistige und körperliche Leistungsfähigkeit, die seelische Belastbarkeit, das Netz sozialer Unterstützung. Folgekrankheiten mit irreversiblen Schädigungen werden immer wahrscheinlicher, die Gefahr tödlicher Komplikationen oder eines Suizidversuches wird immer größer.

MERKE → **Das Tiefpunktmodell der Veränderung ist überholt. Es hat keine wissenschaftliche Grundlage und führt zu inhumanen Konsequenzen. Je früher das Alkoholproblem erkannt und behandelt wird, desto mehr Ressourcen, auf die man zurückgreifen kann, bleiben erhalten.**

Das Modell von Prochaska und DiClemente

In Abgrenzung von dem Modell eines linearen Abstiegs und Wiederaufstiegs haben PROCHASKA und DICLEMENTE (1986) ihr sogenanntes transtheoretisches Modell der Verhaltensänderung formuliert. Es hat im professionellen Suchtbereich breites Interesse gefunden und wurde mehrfach abgewandelt und weiterentwickelt. Die Darstellung hier folgt den Vorgaben von VELICER et al. (1998). Nach diesen Vorstellungen werden Gewohnheiten, exzessive oder schädigende Verhaltensweisen, süchtiges Verhalten nicht in einem einmaligen, von seelischer Erschütterung und Einsicht bestimmten Entschluss aufgegeben. Vielmehr erreichen Menschen eine solche Veränderung in einem mehrstufigen Prozess. Aus der Phase des unreflektierten Suchtmittelkonsums gibt es einen Übergang in das erste Stadium, die *Vorabsichtsbildung* (»precontemplation«). Dem schließt sich die Stufe der Besinnung oder *Absichtsbildung* an (»contemplation«), in dem die Handlungsmöglichkeiten abgewogen werden. Die Stufe der *Vorbereitung* (»preparation«) dient der Festlegung auf eine Veränderung und der Konkretisierung von Schritten. Diese werden dann umgesetzt auf der Stufe der *Handlung* (»action«), auf der der Suchtmittelkonsum eingeschränkt oder unterlassen wird. Die Stufe der Stabilisierung oder *Beibehaltung* (»maintenance«) ist dadurch gekennzeichnet, dass Rückfallrisiken bearbeitet und die Verhaltensänderungen abgesichert werden.

Voraussagen über die jeweils kritischen Momente des Übergangs von einer Stufe zur anderen oder über die Zeitdauer, die für eine konkrete Stufe benötigt werden wird, lassen sich aus dem Modell nicht ableiten. Keine Stufe kann einfach übersprungen werden, jede hat ihre eigene Bedeutung und ist entsprechend auszugestalten. Gerade bei den besonders tief verwurzelten, gern als änderungsresistent bezeichneten Verhaltensweisen reicht es in der Regel nicht aus, diese Stufen ein einziges Mal zu nehmen. Alle haben ihre problematischen Punkte, an denen sie verlassen werden können, entweder um das Änderungsvorhaben erst einmal ganz abzubrechen oder um auf einer vorhergehenden Stufe entscheidende zusätzliche Anstrengungen zu unternehmen.

MERKE → **Die Veränderung abhängigen Verhaltens ist ein langfristiger Prozess über mehrere Stufen, die meist mehrfach durchlaufen werden müssen. Für jede Stufe haben sich andere, spezifische Interventionen als hilfreich erwiesen.**

ABBILDUNG 2 Prozessmodell der Veränderung problematischen Alkoholkonsums (nach VELICER et al. 1998)

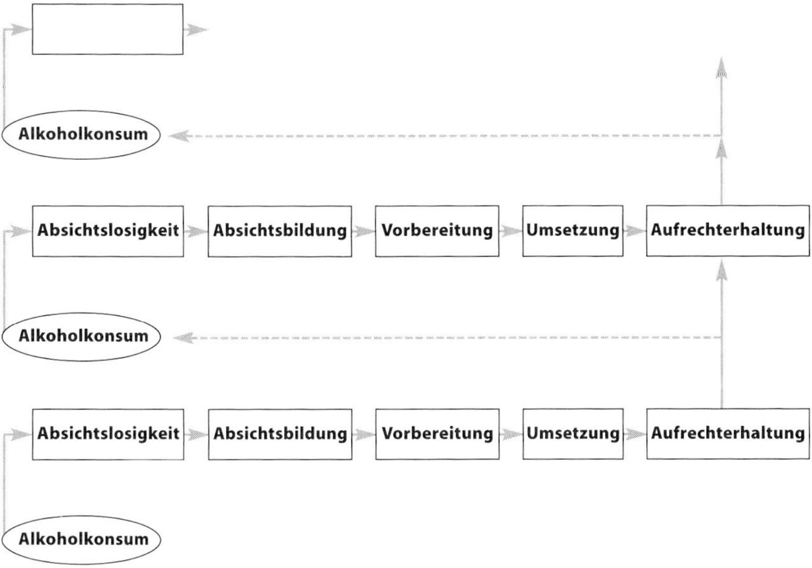

Dieser Änderungsprozess soll hier mit einigen Erweiterungen und Interventionsmöglichkeiten vorgestellt werden (s. Abbildung 2). Ehe sich überhaupt die Frage stellt, ob eine Veränderung notwendig ist, gibt es die Phase des mehr oder weniger unbeschwerten Konsums. Obwohl niemand mehr ein Informationsdefizit in dem Sinne geltend machen kann, dass Alkoholkonsum nicht in eine Abhängigkeit führen könne, sind die meisten Konsumenten davon überzeugt, dass das bei ihnen nicht geschehen wird. So schätzen z.B. Menschen aus einem Milieu, in dem viel getrunken wird oder andere Familienmitglieder bereits abhängig trinken, ihren eigenen Konsum als unbedeutend ein, obwohl er nach allen gängigen Kriterien viel zu hoch ist. Der Einstieg in den Veränderungsprozess erfolgt meist erst dann, wenn durch körperliche Symptome, Hinweise von anderen o.ä.

ein unscharfes Gefühl aufkommt, dass mit dem Suchtmittelkonsum etwas nicht in Ordnung sein könnte.

Vor der Absichtsbildung (precon- ⟵ **Stadium der Krankheitsverleugnung**

templation): Zunächst steht das Bedürfnis im Vordergrund, den Alkoholkonsum fortzusetzen und vor sich selbst und anderen herauszustellen, dass eine Veränderung keineswegs nötig ist. Dies kann nur gelingen, wenn die erahnte Bedrohung durch Verleugnung, Rationalisierung oder Bagatellisierung abgewehrt wird. Bei entsprechenden Filmen im Fernsehen wird umgeschaltet, Artikel in Zeitschriften über Alkoholkonsum und Alkoholismus werden überblättert. Ermahnungen aus der Familie, die schon seit langem über die Auffälligkeiten nicht mehr hinwegsehen kann, werden überhört oder mit Gegenbeweisen entkräftet. Es sind dies Abwehrformen, die auch dabei helfen sollen, das Stigma des Süchtigen zu vermeiden. Die Betroffenen suchen ganz gezielt nach Informationen, die es erlauben, die Selbstdiagnose nicht zu stellen und die damit verbundene Kränkung, die tief greifende Selbstabwertung zu vermeiden. Man kennt andere, die viel mehr trinken und uralt geworden sind, oder Freunde, die unter Alkoholeinfluss Auto gefahren sind, was man selbst nie tun würde. Die Suchtdiagnose soll dadurch abgewehrt werden, dass der Beweis erbracht wird, den Konsum völlig im Griff zu haben, nämlich durch die Einschränkung von Konsumzeiten und -orten und durch demonstrative abstinente Phasen. Empört wird anderen unterstellt, dass sie einem dieses harmlose Vergnügen nicht gönnen wollen. Aus diesen, oft leicht zu durchschauenden Abwehrversuchen wurde abgeleitet, dass Alkoholiker generell Lügner seien. Das sind sie keineswegs. Je eher sie sich aber von ihrem Gesprächspartner abgewertet fühlen, desto mehr verschleiern sie die einschlägigen Sachverhalte, um ihr angegriffenes Selbstwertgefühl zu schützen.

In dieser Phase sind massive Konfrontationen mit den negativen Konsequenzen, die schon eingetreten oder noch zu erwarten sind, kontraproduktiv. Obwohl sie in der Hoffnung eingesetzt werden, den Leidensdruck zu erhöhen und damit die Abwehr zu durchbrechen, erreichen sie nur zu leicht das Gegenteil und führen zu verstärktem Trinken, denn dies hilft, Schuld- und Bedrohungsgefühle erst einmal auszuhalten. Das Ziel aller Interventionen sollte jetzt darin liegen, die Nachdenklichkeit zu fördern und zur Selbstbeobachtung anzuregen. → **Beweisführungen vermeiden, Seite 70**

Viel kann dadurch erreicht werden, dass über zentrale Problembereiche im Alltagsleben gesprochen wird, über Konflikte, Frustrationen und Belastungen. Gemeinsam kann dann über eine mögliche Verbindung mit dem Alkoholkonsum als Ursache oder als Folge nachgedacht werden. Eine Fixierung darauf, dass der Betreffende Alkoholiker ist und dies endlich zugeben soll, führt dazu, dass solche Gespräche vorschnell abgebrochen und in Zukunft vermieden werden.

Absichtsbildung (contemplation): Im weiteren Verlauf ← **Pros und Contras** sind die Folgeerscheinungen, Beschwerden und Belastungen einfach nicht mehr auszublenden. Wichtige Bezugspersonen reagieren zunehmend besorgt oder vorwurfsvoll. Die Abhängigkeitskranken registrieren, dass es mehr und mehr Probleme gibt, können aber das gesamte Ausmaß der psychischen Störung nicht akzeptieren. Deshalb suchen sie nach Hinweisen, dass sie an einer somatischen Erkrankung leiden, und lassen sich wegen Magenschmerzen oder Bluthochdruck behandeln. Vorrangig möchten sie von ihren Beschwerden befreit werden und die Besorgnisse über die Gesundheitsgefährdung zerstreuen. In einer Umkehrung der Kausalität wird der Suchtmittelkonsum, der das Leben immer schwieriger macht, zu dem Versuch erklärt, die Lebensprobleme zu bewältigen.

Hier sind erste Ansätze dafür zu erkennen, das Für und Wider einer Veränderung abzuwägen. Zunächst scheinen noch die Nachteile zu überwiegen: der Verlust an Geselligkeit, der Verzicht auf die Entspannung oder auf den Genuss des richtigen Weines zum Essen, die Angst, als Alkoholiker identifiziert zu werden. Die Notwendigkeit, fremde Hilfe in Anspruch nehmen zu müssen, und das damit verbundene Eingeständnis eigener Schwächen sind nur schwer zu akzeptieren. Die Hinderungsgründe werden präsent und der Aufwand wird übermäßig betont: lange Wartezeiten beim Arzt oder in einer Beratungsstelle, die Unbequemlichkeit, abends noch einmal aus dem Haus zu gehen zu einer Selbsthilfegruppe, das Ärgernis, den Urlaub verschieben zu müssen, wenn sofort etwas gegen das Trinken unternommen werden soll.

Bei den jetzt anstehenden Interventionen müssen diese Nachteile und die Bedeutung des Verzichts eingehend thematisiert werden. Allmählich wird auf die zu erwartenden Vorteile übergeleitet. Alkoholkranke konzentrieren sich leicht darauf, dass bei Abstinenz die Beschwerden nachlassen und Konflikte sich entschärfen. Es fällt ihnen aber schwer, zu benennen, was sie positiv gewinnen können. Für eine kreative Erweiterung der Perspektiven bewährt sich eine Vierfeldertafel. In ihr werden alle persönlichen Aspekte, die für und die gegen ein Weitermachen wie bisher sprechen, gesammelt sowie alle Gedanken pro und kontra einer Reduktion des Trinkens oder einer alkoholabstinenten Lebensweise. Wenn immer mehr Gesichtspunkte einbezogen werden, kommt der Betreffende an den Punkt, an dem sich Vor- und Nachteile die Waage halten. Eine Entscheidung scheint unmöglich. Er fühlt sich wie gelähmt, was mit starken negativen Gefühlen einhergeht. Ein naheliegender Lösungsversuch ist auch an dieser Stelle wieder der Rückgriff auf den Alkohol.

Durch genaue Informationen über die Art und Inhalte einer Behandlung und eine ungeschönte Darstellung der Erfolgsaussichten im Allgemeinen und im ganz persönlichen Fall lassen sich die Erwartungen an Therapien realistisch vorstrukturieren. Die Abhängigen müssen sich selbst überzeugen, dass es berechtigte Hoffnungen auf positive Veränderungen gibt, sie dürfen dazu nicht überredet werden. Ein wirklicher Fortschritt ist erreicht, wenn die Vorteile, die sich erst in der Zukunft einstellen werden, subjektiv als überwiegend erlebt werden, und die Bereitschaft entsteht, sich den Nachteilen zu stellen, die sich für die allernächste Zeit abzeichnen.

Vorbereitung (preparation): Hat sich eine ⟵ **Konkrete Maßnahmen planen**
Bereitschaft zur Veränderung entwickelt, konzentriert sich alles auf die

anstehenden konkreten Maßnahmen. An die Stelle des vagen Vorsatzes: »Ich will nicht mehr ...« und der Absicht: »Ich müsste jetzt eigentlich ...« tritt die Planung konkreter Schritte und ihrer Umsetzung: »Ich werde jetzt ...«. Dazu wird ein Überblick über das eigene Verhalten gebraucht, der gut durch Anleitungen zur Selbstbeobachtung gewonnen werden kann. Mit Hilfe eines Tagebuchs und vorstrukturierter Protokollbogen werden die Vorläufer, die auslösenden und begleitenden Situationen sowie die Konsequenzen des jeweiligen Konsums plastisch vor Augen geführt. → Trinktagebuch, Seite 41

Die Aufzeichnungen werden noch nicht mit Vorgaben für Einschränkungen oder Abstinenz verbunden. Daran könnten die Kranken zu diesem Zeitpunkt noch zu leicht scheitern. Aber sie werden dazu angeleitet, selbst die wichtigen Problembereiche zu identifizieren, die mit ihrer Abhängigkeit in Zusammenhang stehen. Durch forcierte Selbstaufmerksamkeit kann es auch hier zu übermäßiger Konfrontation und zu Selbstabwertungen kommen. Dies und verstärkte Ängste vor Veränderungen begünstigen eine Zunahme des Konsums und eine Verschärfung der gesamten Abhängigkeitsproblematik. Vorbeugend sollten die Betreffenden auf eine solche mögliche Reaktion eingehend vorbereitet werden. Dazu gehört auch eine Vereinbarung darüber, was beide Seiten in einem solchen Fall konkret tun werden.

MERKE → **Der Veränderungsprozess erfordert erhebliche Anpassungs- und Umstellungsleistungen. Zu hohe Anforderungen müssen vermieden werden, damit nicht der Alkohol wieder als das vertrauteste Mittel zur Bewältigung eingesetzt wird.**

Informationen über die aktuell verfügbaren Handlungsmöglichkeiten sind ausschlaggebend für eine Entscheidung. Die Erläuterung, dass in Deutschland hervorragende Behandlungsmöglichkeiten in Fachkliniken bestehen, hilft demjenigen nicht viel, der sich zu einem ersten Alkoholentzug entschlossen hat, sich aber vor einer stationären Behandlung fürchtet. Durch andere Betroffene, die in einer Selbsthilfegruppe zusammenkommen, kann er aber alle notwendigen Details erfahren und seine Befürchtungen überwinden. Konkrete Schritte werden vorbereitet und gedanklich durchgespielt. Ist der Entschluss zur Veränderung gefasst, stellt sich ein gutes Gefühl ein, weil man weiß, was man will und was man vor sich hat. Da man sich in diesem Gefühl auch behaglich einrichten kann, ohne den Entschluss tatsächlich umzusetzen, empfiehlt es sich, andere in die Pläne einzuweihen und um Unterstützung zu bitten. Über die unmittelbare Hilfe hinaus ist damit eine größere Verbindlichkeit hergestellt, nun auch wirklich zur Tat zu schreiten.

Erste Veränderungen

Umsetzung (action): Der Einstieg in diese Phase wird durch ernsthafte soziale Konsequenzen und die fortschreitende gesundheitliche Bedrohung unumgänglich. Entlastung und Erholung sind jetzt die wichtigsten Bedürfnisse. Die Kranken sind bestrebt, das verloren gegangene Ansehen aufzubessern und ihr Selbstwertgefühl zu stärken. Sie versuchen, sich selbst, ihre Angehörigen und ihre professionellen Helfer davon zu überzeugen, dass sie weit entfernt sind von jeder Verführung durch Alkohol und dass sie nie wieder in eine derartige Abhängigkeit abgleiten werden. Da ein Rückfall alle bisherigen Bemühungen in Frage stellen würde, darf es ihn nicht einmal in der Vorstellung geben, und die noch über lange Zeiträume fortbestehende Bedrohung wird tabuisiert. Der weiterhin beträchtliche Änderungsaufwand wird unterschätzt, passive Heilungserwartungen werden gepflegt. Potenzielle Helfer, ob nun professionell oder aus der Selbsthilfe, werden glorifiziert, verfügen sie doch über das nötige Expertenwissen oder haben selbst die bitteren Erfahrungen durchlitten und die Abhängigkeit überwunden. Aber sie werden auch abgewertet, weil sie sich nicht in die individuelle Situation hinein versetzen könnten. Halten die Helfer dann auch noch das Thema der Rückfallgefährdung wach, drängt sich den Betroffenen der Eindruck auf, man habe kein Vertrauen in ihre Kraft, ihre Entschlüsse auch umzusetzen. Auch hier kann es wieder zur Abwehr durch Suchtmittelkonsum oder Suchtverlagerung kommen.

Die Interventionen richten sich jetzt darauf aus, Entzüge und daran anschließend zunehmend längere suchtmittelfreie Intervalle, gegebenenfalls auch eine Anschlusstherapie zu ermöglichen. Das Thema des schmerzhaften Abschieds vom Suchtmittel kommt auf die Tagesordnung. Es ist im wahrsten Sinne ein »Lebensmittel«, das aufgegeben werden soll. Es hatte viele positive Funktionen in der persönlichen Lebensgestaltung, hinter denen nur zu oft die positiven Aspekte einer stabilen Abstinenz oder eines verlässlich durchgehaltenen unschädlichen Konsums verblassen, die noch in ferner Zukunft liegen. Die Entscheidung darüber, ob das Suchtmittel tatsächlich aufgegeben werden soll oder ob der Konsum (auch mit schädlichen Konsequenzen) fortgesetzt wird, ist eindeutig bei den Abhängigen zu belassen – es sei denn, sie wird durch äußere Ereignisse wie z. B. einen körperlichen Zusammenbruch aufgezwungen. Helfer müssen möglicherweise akzeptieren und aushalten, dass noch kein echter Veränderungsprozess eingeleitet wurde, und dass es bei einer nur oberflächlichen Einsicht und Zustimmung zu den vorgeschlagenen Maßnahmen bleibt, die bald zugunsten einer neuer Trinkepisode aufgegeben werden. Doch schon eine Erholungspause in einer desolaten Entwicklung ist ein Wert an sich. Sie kann der Anknüpfungspunkt für zukünftige, weiter reichende Ansätze werden.

Aufrechterhaltung (maintenance): ⟵ **Stabilisierung der Veränderungen**

Die erreichten Veränderungen müssen im alltäglichen Leben aufrechterhalten werden, was für die Kranken neue Anstrengungen mit sich bringt. Viele sehen sich einer Fülle von Problemen gegenüber, die zum Teil schon vor Beginn der Abhängigkeit vorhanden waren und zu ihrer Entstehung beigetragen haben. Viele andere sind im Krankheitsverlauf hinzugekommen. Im Rückblick auf die eigene Lebensgeschichte sind sie mit traumatischen Erinnerungen und mit eigenem Fehlverhalten konfrontiert, ohne auf den Schutz durch das Suchtmittel zurückgreifen zu können oder die Flucht in die Sucht antreten zu wollen. Dies kann in massive depressive Verstimmungen hineinführen als einer reaktiven Verarbeitung des Krankheitsschicksals mit Schuldgefühlen, Versagensängsten usw. Anhedonie, d.i. die Unfähigkeit, Freude, Lust, Vergnügen zu empfinden, ist verbreitet, ebenso wie Isolation mit einem Defizit an positiven Erlebnissen und Verstärkern, hinzu kann der Stress einer angestrebten Wiedergutmachung kommen.

Vielfältige Probleme entstehen auch dadurch, dass Angehörige, Freunde oder Kollegen auf die veränderten Einstellungen und Verhaltensweisen nicht vorbereitet sind. Sie hatten sich an die suchtmittelbedingten Ausfälle gewöhnt und sich allmählich darauf eingestellt, sich nicht mehr auf den Kranken zu verlassen oder ganz ohne ihn auszukommen. Wenn er mit neu gewonnenem Selbstvertrauen wieder eigene Ansprüche anmeldet, wird das als eher fremd und lästig empfunden. Dies gilt auch für den Fall, dass er mit dem missionarischen Eifer eines Konvertiten auftritt, der ein für alle Mal zu den richtigen Einsichten gekommen ist. Möglicherweise haben die anderen auch noch einige Rechnungen aus der Trinkzeit offen, die sie jetzt, wo er belastbarer geworden ist, begleichen wollen. Kleine Missverständnisse und Enttäuschungen wachsen sich zu großen Konflikten aus. Dies trifft den Kranken unvorbereitet, wenn er geglaubt hat, dass er allein durch die Änderung seines Trinkverhaltens schon überall auf positive Resonanz stoßen würde. Es ist eine labile Phase, in der er die Unterstützung durch eine Anschlusstherapie, Nachsorge und Selbsthilfegruppe braucht. Dies wird oft nicht nachdrücklich genug betrieben. Die eigene Standfestigkeit wird überschätzt und schlecht vorbereiteten Tests in Risikosituationen unterzogen, die als Beweis dienen sollen, dass man es endgültig geschafft hat. Aus der daraus folgenden trügerischen Sicherheit wird geschlossen, dass eine weitere Bearbeitung der Suchtproblematik nicht erforderlich ist. Suchtverlagerung, die sich auch in rastlosen Aktivitäten äußern kann, stellt eine zusätzliche Gefährdung dar.

Die Rekonvaleszenten brauchen Anleitung und Unterstützung dabei, ein aktives, ausgeglicheneres Leben zu führen und Überforderungen zu vermeiden. Vorbereitungen für die Bewältigung rückfallauslösender Situationen und für die Unterbrechung eines eventuellen Rückfalls sind zu treffen. Die wichtigsten Bezugspersonen sollten über das Ausmaß und die Schwierigkeiten der Lebensumstellung informiert werden und sie mitgestalten. Die regelmäßige Mitwirkung an Selbsthilfegruppen braucht wiederkehrende Bestätigung durch Suchthelfer, Angehörige und Freunde. Auch ist damit zu rechnen, dass jemand in dieser Phase, in der er darum ringt, sich selbst zu verstehen und von anderen verstanden zu werden, sich aus Enttäuschung verhärtet und ein Leben als ›einsamer Wolf‹ führt.

Die Belastungen nach einer Behandlung und ein daraus resultierender Rückfall treffen viele Patienten und ihre Helfer mit überraschender Heftigkeit. Vor dem Hintergrund überkommener Konzepte von Willensschwäche, Haltlosigkeit, ungezügelter Genusssucht usw. wird erneutes Trinken gern als Versagen interpretiert. Jedoch spiegelt es eher die Bedürfnisse wider, sich fallen zu lassen, zu gesellschaftlich üblichen Konsumformen zurück zu kehren oder ein zuverlässiges Medikament gegen psychische und somatische Schmerzen einsetzen zu können. Ohne Resignation oder Vorwürfe oder Zynismus mit einem solchen Rückfall zu arbeiten, ist das Gebot der Stunde. Doch welcher Patient und welcher Helfer schafft es schon, sich über eine Wiederaufnahme zu freuen? Die Patienten brauchen aber engagierte Anleitung, um die aktuellen Handlungsmöglichkeiten zu erkunden und sich für oder gegen den weiteren Suchtmittelkonsum zu entscheiden. Dabei kann man ihnen durchaus mehr Verantwortlichkeit zutrauen und zumuten, als sie selbst annehmen möchten und als man selbst vielleicht denkt.

MERKE → **Der Veränderungsprozess verläuft nicht geradlinig. Krisen lenken die Aufmerksamkeit auf neue Ansätze für weiteres konstruktives Handeln.**

Das Modell von Prochaska und DiClemente räumt auf mit der Illusion, dass es einen geradlinigen Weg aus der Abhängigkeit gibt. Die Vorstellung eines störbaren, langwierigen Prozesses mit Irrtümern und Rückschlägen entspricht den Erfahrungen vieler Abhängigkeitskranker und derjenigen, die sie behandeln. Der Ablauf ist nicht als ein simpler Wiederholungsprozess zu verstehen. Vielmehr geben die Stufen, die meist mehrfach durchlaufen werden, nur die Struktur der Veränderung wieder. Die Inhalte müssen von Mal zu Mal anderen Anforderungen Rechnung tragen. Damit ist das Modell einer Spirale wesentlich angemessener als das eines Kreises. In Frage zu stellen ist aber, ob es wirklich abgrenzbare Stadien gibt, die regelhaft aufeinander folgen. Z. B. werden Übergänge vom Handlungsstadium in das der Vorabsichtsbildung beobachtet, die im Modell nicht vorgesehen sind. Zudem konzentriert es sich vorwiegend auf intraindividuelle psychische Vorgänge und berücksichtigt die Wechselwirkungen mit dem Angebot an Suchtmitteln, mit dem professionellen Versorgungssystem und der Selbsthilfe zu wenig. Dennoch können wertvolle Überlegungen für die Behandlung abgeleitet werden, die auch zu einem gelasseneren Umgang mit Rückfällen führen, weil sie nicht mehr als ein grundsätzliches Scheitern aufgefasst werden.

Behandlungsangebote für Alkoholkranke

Die Alkoholabhängigkeit und die mit ihr verbundenen somatischen und psychischen Störungen bringen vielfältige und komplexe Erscheinungsbilder mit sich. Die Zahl der Erkrankten und der direkt oder indirekt mitbetroffenen Menschen ist hoch. Alles was zur Prävention, Behandlung und Rehabilitation beiträgt, hat demzufolge hohe gesellschaftspolitische Bedeutung. Bis in die 1970er Jahre lag die suchtspezifische Behandlung Abhängigkeitskranker im Wesentlichen bei der staatlichen Trinkerfürsorge und bei kirchlichen Einrichtungen. Sie gehörte zum Aufgabengebiet der Wohlfahrt, nicht zu dem der Krankenversorgung und war geprägt von Elementen der Elendsverwaltung und dem Ziel der Kontrolle sozialschädlichen Verhaltens. 1968 wurde durch höchstrichterliche Entscheidungen die »Trunksucht« (und später auch andere Suchtformen) als behandlungsbedürftige Erkrankung anerkannt. Daraus konnten definitive Leistungsansprüche an die Kostenträger der gesetzlichen Sozialversicherung abgeleitet werden. Daraufhin setzte eine therapeutische Professionalisierung ein, die zu einer deutlichen Verbesserung der Krankenbehandlung beitrug. Das damals entwickelte Grundmodell war das der »therapeutischen Kette«, die mit der Kontakt- und Motivierungsphase beginnt und über Entzug, Entwöhnung und Nachsorge zu lebenslanger Abstinenz führen soll. Die aus heutiger Sicht naiv anmutende Vorstellung, dass die Kranken diesen ›Königsweg‹ der Heilung und Rehabilitation einmalig durchlaufen, wurde zugunsten eines stark differenzierten Systems der Suchthilfen aufgegeben, dessen Bausteine vielfältig kombiniert werden können.

Das suchtspezifische Versorgungssystem

Eine wichtige Aufgabe nehmen in der Eingangsphase die Suchtberatungsstellen mit niedrigschwelligen Kontakt- und Informationsangeboten wahr. Sie fungieren als Wegweiser im Suchthilfesystem, helfen bei der diagnostischen Abklärung und Problemeingrenzung sowie bei der Antragstellung für Therapien. Bei entsprechender Zulassung führen sie auch Reha- und Nachsorgebehandlungen durch.

Die im Sozialrecht verankerte unterschiedliche Finanzierung von Entgiftung und Entwöhnung hatte auch deren Trennung im Versorgungssystem zur Folge. Gegenwärtig werden die Leistungs- und Kostenzuständigkeiten durch die »Vereinbarung Abhängigkeitserkrankungen« geregelt, die 2001 zwischen den Verbänden der gesetzlichen Krankenkassen und den Rentenversicherungsträgern geschlossen wurde. Danach werden die Kosten für die ambulante und stationäre *Akutbehandlung* der Abhängigkeit und ihrer Folgen von der gesetzlichen Krankenversicherung getragen, da hier ärztliche und pflegerische Leistungen dominieren. Die soziale, genauer die berufliche *Rehabilitation* mit psychotherapeutischen, sozialpädagogischen und arbeitstherapeutischen Angeboten wird dagegen als vorrangige Aufgabe der Rentenversicherer gesehen, weil das Hauptziel in der (Wieder-) Eingliederung in das Erwerbsleben besteht. Voraussetzung für die Leistungspflicht sind die persönliche Rehabilitationsfähigkeit und -bedürftigkeit und eine günstige Prognose. Durch das erforderliche Antragsverfahren kann der Behandlungsbeginn um Wochen hinausgeschoben werden, auch wenn die Behandlung eindeutig indiziert ist und die Kranken einen Klinikaufenthalt entschlossen anstreben. Wenn die genannten Voraussetzungen nicht erfüllt sind, ist die gesetzliche Krankenversicherung oder der Sozialhilfeträger zuständig.

Eine Expertenkommission stellte bereits 1988 fest, dass diese Regelungen »weder dem Krankheitsverlauf noch den Erfordernissen angemessener Behandlung« entsprechen (Bundesministerium für Jugend, Familie, Frauen und Gesundheit 1988). Seit 1991 wurden die Behandlungsmöglichkeiten immerhin dadurch erweitert, dass auch in extra dafür zugelassenen Beratungsstellen eine ambulante Entwöhnungstherapie angeboten werden kann. Außerdem sind inzwischen einige Tageskliniken entstanden und zwar sowohl für Entzugsbehandlungen als auch für Entwöhnungstherapien.

Arztpraxen und Krankenhäuser sind die quantitativ wichtigsten Eingangsstufen in das Suchthilfesystem. Dort bestehen prinzipiell besonders gute Chancen für eine Früherkennung und Frühbehandlung. Sie werden bislang noch völlig unzureichend genutzt. Fachberatungsstellen bieten eine eingehende Problemklärung an. Sie schließt die Antragstellung für die weitere Behandlung und überbrückende Hilfsangebote für Wartezeiten ein, die durch Kostenabklärung und Zuweisung eines Therapieplatzes entstehen. Für besonders rückfallgefährdete Menschen gibt es regional unterschiedliche Möglichkeiten, diese Zeit in der geschützten Atmosphäre eines alkohol- und drogenfreien Übergangswohnheims zu verbringen. Es folgt dann die Entwöhnungstherapie (am häufigsten stationär in einer Fachklinik, aber inzwischen auch teilstationär oder ambulant und in einer auf den Einzelfall zugeschnittenen Kombination dieser Elemente) und eine Stabilisierungsphase durch Nachsorgemaßnahmen. Dazu gehören immer häufiger Anschlussbehandlungen in Beratungsstellen oder systematische Behandlungskontakte in Institutsambulanzen an psychiatrischen Kliniken. Bei zusätzlichen psychischen Störungen sind die Möglichkeiten einer ambulanten psychiatrisch-pharmakologischen Behandlung und einer Psychotherapie zu prüfen. Von nicht zu überschätzender Bedeutung für die Stabilisierung ist die Teilnahme und Integration in Selbsthilfegruppen.

Das genannte System ist für diejenigen, die von ihm erreicht werden, erfolgreich. Je weiter jemand darin vorangekommen ist, desto höher sind die Abstinenzraten. Nach akuten Kriseninterventionen in der allgemeinen medizinischen Versorgung bleiben im Folgejahr um die 30 % abstinent, nach professionellen suchttherapeutischen Behandlungen um die 50 %, bei fester Zugehörigkeit zu Selbsthilfegruppen mehr als 70 %. Diese Prozentsätze stammen nicht etwa aus experimentellen Therapievergleichsstudien mit Zufallszuweisungen auf verschiedene Behandlungsbedingungen, sondern sie spiegeln schlicht die Realität der Versorgung wider. Für die Mehrzahl der Alkoholabhängigen ist dieser Königsweg jedoch nicht erreichbar. WIENBERG (2001) hat aufgezeigt, dass suchtspezifische Behandlungsangebote jährlich nur ca. 10 % aller Alkoholkranken zugute kommen. Eine Fachklinikbehandlung erhalten sogar nur ca. 1 %. Von den Abhängigen in einer Entzugsbehandlung bewerkstelligen nur ca. 15 % den Übergang in eine Entwöhnungstherapie, eine niedrige Zahl, auch wenn die Tatsache berücksichtigt werden muss, dass dies nicht bei allen indiziert ist. Diese Zahlen haben sich bemerkenswerter Weise in den vorangegangenen zehn Jahren nicht wesentlich verändert.

MERKE → **Das gegliederte Versorgungssystem ist hoch entwickelt und bietet gute Erfolgschancen. Es erreicht aber nur eine Minderheit der behandlungsbedürftigen Alkoholkranken.**

Zentrale Elemente des Versorgungssystems für Alkoholkranke werden im Folgenden detaillierter dargestellt.

Unspezifische Akutbehandlung

Mehr als 70 % aller Alkoholkranken kommen mindestens einmal im Jahr in eine Arztpraxis, etwa 25 % werden zur stationären Behandlung in ein Krankenhaus aufgenommen, oft wegen Folgen des Konsums, aber auch wegen anderer Gesundheitsstörungen. Sie fühlen sich durch Beschwerden beeinträchtigt und erhoffen sich eine rasche Besserung. Dies ist eine sensible Phase der Änderungsbereitschaft, die oft deshalb nicht genutzt wird, weil die Behandelnden auf diese Situation schlecht vorbereitet sind. Ihre vorrangigen Interessen gehören anderen Krankheitsbildern. Über die suchtspezifischen Hilfen wissen sie wenig und sie überschätzen den Zeitaufwand für eine gezielte Intervention. Aus diesen Gründen lassen sie die durchaus vorhandenen Chancen verstreichen. Inzwischen gibt es erfolgreich evaluierte Interventionsmodelle, die sich in Qualifikationskursen der Ärztekammern für die so genannte »Fachkunde suchtmedizinische Versorgung« lernen lassen.

Die große Mehrzahl aller stationären Entzugsbehandlungen bei Alkohol- oder Medikamentenabhängigen wird *auf somatischen Stationen der Allgemeinkrankenhäuser* durchgeführt. Maylath und Seidel (1997) halten diese Patienten dort für überwiegend fehlplatziert. Ein Kriseninterventionsangebot mit Akutbehandlung und Entgiftung ist aber durchaus wichtig, es müsste allerdings anders ausgestaltet werden. Ineffektiv bleiben solche Entgiftungen naturgemäß dann, wenn die Alkoholproblematik gar nicht oder nur oberflächlich, ermahnend oder gar abwertend erwähnt wird. Aber durch gezielte Kurzinterventionen, die als suchttherapeutische Erstmaßnahmen durchgeführt werden, können Patienten in frühen Stadien des Veränderungsprozesses erfolgreich dazu gebracht werden, weitere Schritte in Angriff zu nehmen. Auch Alkoholkranke, die das Hilfesystem hinreichend aus eigener Erfahrung kennen, brauchen ein Klima von Akzeptanz und Zuversicht, damit sie trotz des Rückschlages neue Hoffnung entwickeln können.

MERKE → Die meisten Alkoholkranken werden im allgemeinen medizinischen Versorgungssystem behandelt. Die dort vorhandenen Chancen einer gezielten Einflussnahme auf den Krankheitsverlauf können bei entsprechendem Engagement und angemessener Ausbildung gut genutzt werden.

Kurzintervention

Eine kurze Intervention könnte folgendermaßen ablaufen. Frau G., Mitte 30, verheiratete Bürokauffrau mit zwei Kindern kommt mit Magenbeschwerden zu einem Arzt für Allgemeinmedizin. In einer Checkliste, die unter anderem die CAGE-Fragen enthält, hatte sie zwei Symptome positiv beantwortet. → Cage-Fragebogen, Seite 51

Nach eingehender Befunderhebung einschließlich der entsprechenden Laborwerte wird die Diagnose einer leichten Gastritis gestellt. Bei einem zweiten Termin wird dies der Patientin mitgeteilt und der Arzt ergänzt:

»Wichtig ist natürlich herauszufinden, woher Ihre Beschwerden kommen. Sie haben ja auch unseren Gesundheitsfragebogen sorgfältig beantwortet, und mir sind beim Durchsehen ein paar Dinge aufgefallen. Ihnen auch?«

»Ich weiß nicht genau, was Sie meinen.«

Der Arzt spricht die Fragen an, die sich auf abträgliche Ernährungsgewohnheiten beziehen und leitet schließlich zur Alkoholthematik über: »Hier steht auch, dass Sie sich schon mal darüber geärgert haben, dass jemand Ihr Trinken kritisiert hat. Mögen Sie mir schildern, was da vorgefallen ist?«

»Ach das! Ja, mein Mann hat mal gesagt, dass ich meinen Job riskiere, wenn ich zu spät zur Arbeit komme.«

»Dass man mal zu spät kommt, kann ja vorkommen. Es klingt aber so, als ob das öfter passiert.«

»Manchmal ist ziemlich viel Stress in der Firma. Abends komme ich völlig fertig nach Hause, muss mich um die Kinder kümmern und den Haushalt machen. Dann bin ich noch so aufgedreht, dass ich nicht schlafen kann und nur daran denke, wie ich das alles am nächsten Tag schaffen soll. Ich trinke dann gern etwas Rotwein und kann auch bald einschlafen.«

»Ich stelle mir vor, dass Sie dann am anderen Morgen trotzdem unausgeschlafen sind und gar nicht so recht in Schwung kommen.«

»So ist es, und mein Mann sagt dann, dass das nur vom Rotwein kommt, und dann gibt ein Wort das andere.«

»Sie streiten sich darüber, ob Sie zu viel trinken oder nicht.«

»Ja, manchmal bin ich tatsächlich am nächsten Tag verkatert und alles läuft nicht so richtig. Aber kein Mensch kann immer funktionieren wie eine Maschine.«

»Sie haben den Eindruck, dass man in Ihrer Familie und in der Firma erwartet, dass sie ständig einwandfrei funktionieren, egal wie es Ihnen geht. Und um funktionieren zu können, müssen Sie abschalten und schlafen können, und dabei hilft Ihnen ein wenig Rotwein am besten.«

»Das stimmt schon, aber nicht, dass Sie jetzt denken, dass ich mich täglich betrinke!«

»Mir ist nur aufgefallen, dass Sie dann und wann Alkohol einsetzen, um zu funktionieren, und dass Sie andererseits durch die Nachwirkungen am nächsten Tag nicht immer so funktionieren wie erwartet. Das wird zu einem Kreislauf, in dem Sie sich auf die Dauer immer unwohler fühlen werden.«

»Das klingt ja fast so, als ob ich eine Alkoholikerin wäre!«

»Ich würde das anders formulieren: Sie haben einige Probleme in ihrem Leben, und die können sich dadurch, wie Sie trinken, noch verschärfen. Ich möchte Ihnen vorschlagen, dass Sie dies alles genauer, als ich das kann, mit den Fachleuten für diese Fragen abklären. Ich gebe Ihnen hier eine Liste mit guten Anlaufstellen. Am besten kenne ich die Leute in der Beratungsstelle in der Mühlenstraße, die sind nett und äußerst kompetent. Patienten, die dort gewesen sind, berichten mir immer, dass sie viele wichtige Informationen und praktische Tipps bekommen haben. Was halten Sie davon?«

»Woher soll ich denn die Zeit dafür nehmen? Ich habe Ihnen doch gesagt, wie bei mir ein Arbeitstag aussieht!«

»Wegen der Gastritis verordne ich Ihnen ein Medikament. Außerdem sind Sie für eine Woche krankgeschrieben. Die Zeit können Sie gut für einen ersten Kontakt nutzen und dann alles Weitere absprechen. Nächste Woche können Sie mir dann berichten, ob das Medikament geholfen hat und wie es in der Beratungsstelle gelaufen ist.«

In diesem Fall hat der Arzt in seinem Vorgehen prinzipiell die Möglichkeit alkoholbedingter Schwierigkeiten einbezogen und das Gespräch darauf hingeleitet, er hat für ihre Lebensprobleme insgesamt Interesse gezeigt, er hat keine Vorschriften für Verhaltensänderungen gemacht und er hat die Kontaktaufnahme mit Experten erleichtert. Wir wissen nicht, ob Frau G. tatsächlich die Beratungsstelle aufsuchen wird. Aber sie hatte vor dem Gespräch nicht daran gedacht, dass die Alkoholthematik auf den Tisch kommen könnte, und am Ende ist ihr konkret aufgezeigt worden, wie sie einen ersten Schritt auf dem Weg zur Bewältigung ihrer diversen Schwierigkeiten machen kann.

Behandlung im psychiatrischen Krankenhaus

Mit der Personalverordnung Psychiatrie (Psych-PV) wurde der Tatsache Rechnung getragen, dass zunehmend mehr Suchtkranke in psychiatrischen Kliniken aufgenommen wurden. Für sie wurden differenzierte und eigenständige Konzepte stationärer Behandlung entwickelt. Unterschieden werden sechs Bereiche, nämlich Regelbehandlung (S1), Intensivbehandlung (S2), rehabilitative Behandlung (S3), langdauernde Behandlung chronisch Kranker (S4), stationäre Psychotherapie (S5), tagesklinische Behandlung (S6). Dieses Spektrum ist gut auf die Erfordernisse abhängigkeitskranker Patienten zugeschnitten. Gegenwärtig wird es jedoch von einzelnen Kostenträgern bezüglich der Personalausstattung und der Regelbehandlungszeiten nicht bedarfsgerecht berücksichtigt. Im Übrigen ist anzumerken, dass es auch in psychiatrischen Kliniken unspezifische Behandlung von Alkoholkranken gibt, wenn z. B. bei einem Patienten mit einer prägnanten psychischen Störung keine Suchtanamnese erhoben und eine Mehrfachproblematik übersehen wird oder wenn Patienten den Anforderungen strukturierter Suchtbehandlungsprogramme und der Konfrontation mit den Mitpatienten nicht gewachsen sind.

Qualifizierte Entzugsbehandlung

Die Entwicklung stationärer Behandlungskonzepte für abhängigkeitskranke Patienten, die aus welchen Gründen auch immer den Weg in eine Fachklinik (noch) nicht beschreiten können, drängte sich nach der Kritik an den Brüchen im gegliederten Versorgungssystem geradezu auf. Überwiegend stellten sich psychiatrische Kliniken dieser Aufgabe, aber auch in einigen wenigen internistischen Abteilungen wurden vorbildliche Angebote entwickelt. Verbindliche rechtliche und inhaltliche Vorgaben für dieses wichtige Behandlungselement fehlen zwar bisher noch, fundierte Orientierungshilfen enthält aber ein Positionspapier der Deutschen Hauptstelle für Suchtfragen (DHS 2002).

Qualifizierte Entzugsbehandlungen sind ein Therapieangebot für sehr unterschiedliche Patienten mit sehr unterschiedlichen Therapiezielen und bieten eine der wichtigsten Möglichkeiten für Alkoholkranke, professionelle Hilfe wohnortnah und niedrigschwellig zu erhalten. Sie sind offen für Menschen mit psychischen, körperlichen und sozialen Störungen durch riskanten Konsum oder schädlichen Gebrauch von Alkohol und für solche, die andere Therapieziele als Abstinenz haben, z. B. Schadensminimierung, Rückbildung körperlicher Schäden, moderates Trinken, intermittierendes Trinken. Andere streben keine Anschlussrehabilitation an, weil sie aus eigener Kraft oder mit Unterstützung durch Selbsthilfegruppen, ihren Hausarzt usw. ihre Ziele erreichen wollen. Menschen mit psychiatrischer Komorbidität finden dort ebenso suchtspezifische Hilfen wie Patienten, die so schwer erkrankt oder mehrfach beeinträchtigt sind, dass an sie keine weitreichenden Ansprüche bezüglich der Rehabilitationsfähigkeit gestellt werden können.

Die Vorstellung, Abhängige durch einen harten Entzug mit den Folgen ihres Suchtmittelkonsums zu konfrontieren und so vor Rückfällen abschrecken zu können, hat sich als Fehlschluss herausgestellt. Die daraus abgeleiteten Vorgehensweisen wie z. B. abwehrende Aufnahmeprozeduren, motivationsprüfende Schwellen und abwertende Konfrontationen sind obsolet. Der Entzug soll vielmehr weitgehend komplikationslos und beschwerdearm verlaufen. Diesem Ziel wird die Verordnung von Medikamenten angepasst, die so niedrig dosiert und so rasch ausschleichend wie irgend möglich eingesetzt werden. Die Patienten sollen in der Behandlung positive Erfahrungen mit sich, den Mitpatienten und dem Personal machen, um sie vom Stigma des Versagens und von Schamgefühlen zu entlasten, und die Schwellen für Wiederholungsbehandlungen nach eventuellen Rückfällen niedrig zu halten. Ihnen wird eine individuelle, differenzierte Abhängigkeitsdiagnose vermittelt, so dass sie ein angemessenes persönliches Krankheitskonzept entwickeln können. Somatisch-medizinische Befunde werden diagnostisch detailliert abgeklärt, entsprechende Behandlungsmaßnahmen werden eingeleitet. Neuropsychiatrische Auffälligkeiten und zusätzliche psychische Störungen werden diagnostisch präzisiert, eine entsprechende Therapieplanung wird begonnen. Gegebenenfalls werden die Patienten auf eine psychopharmakologische, antikonvulsive oder rückfallprophylaktische Medikation eingestellt, wobei besonders auf die Sicherung der Compliance nach Abschluss der stationären Phase zu achten ist. Belastungsfaktoren in der sozialen Situation (Familie, Wohnen, Arbeit) für und durch den Abhängigen werden abgeklärt, Lösungsansätze werden erarbeitet. Die Patienten gewinnen einen Überblick über die Hilfsangebote der regionalen professionellen Institutionen und der Selbsthilfegruppen und über die Unterstützungsmöglichkeiten in ihrem privaten Umfeld. Sie sind überzeugt, dass sie belastende, verführende oder andere rückfallbegünstigende Lebensumstände grundlegend ändern müssen und bauen deshalb eine therapeutische Perspektive auf über die Entzugsbehandlung hinaus.

MERKE → **Der Qualifizierte Entzug verbindet die Akutbehandlung der Entzugsbeschwerden mit der Motivierung für weiterreichende Therapien. Er ist offen für unterschiedliche Alkoholkranke und bietet gute Entwicklungschancen.**

Die Therapie ist in den meisten Einrichtungen in einem strukturierten Wochenprogramm mit Gruppen- und Einzeltherapie organisiert. Die Patienten lernen die Vorgehensweisen in der ambulanten oder stationären Entwöhnungstherapie modellhaft kennen. Ängste vor Gruppen, die sich vor allem auf Leistungserwartungen und Abwertungsbefürchtungen erstrecken, lassen sich gezielt abbauen, wenn man sich auf positive Rückmeldungen konzentriert. Um die Abhängigkeit im vollen Ausmaß ihrer Bedeutung für das persönliche Schicksal zu erfassen, ist ein breites Wissen über die Entstehungsbedingungen und über die somatisch-psychiatrischen Folgeerkrankungen des Substanzkonsums notwendig. Derartige Informationen können am besten aufgenommen werden, wenn sie an ganz persönliche Erfahrungen anknüpfen. Eine realitätsgerechte Einschätzung der Rückfallgefährdung wird dadurch gefördert, dass die Ambivalenz gegenüber Abstinenz und Suchttherapie akzeptiert und offen zum Ausdruck gebracht wird. Aktuelle Selbsterfahrung durch Übungen und Konfrontation mit Belastungsfaktoren außerhalb der Klinik führen oft dazu, dass Gefährdungen und Hilfsbedürftigkeit völlig neu bewertet werden. Eine Reihe kreativer Anregungen für solche Vorgehensweisen findet sich bei Schneider (2001) und Lindenmeyer (2005) und Mann et al. (2006).

Um den Patienten eine gute Entscheidungsgrundlage für eine notwendige Weiterbehandlung zu geben, sind detaillierte Darstellungen der bestehenden Angebote notwendig. Sie werden eher handlungsrelevant, wenn sie direkt von Mitarbeitern aus den betreffenden Institutionen wie z. B. Beratungsstellen oder Fachkliniken kommen. Bei Info-Meetings unterschiedlicher Selbsthilfegruppen in der Klinik lernen die Patienten Menschen kennen, die sich aktiv und offen mit ihrer Abhängigkeitserkrankung auseinandersetzen. Sie werden ermutigt, sich schon aus der stationären Behandlung heraus mehrere Gruppen außerhalb der Klinik anzusehen und sich dann definitiv auf eine langfristige Teilnahme an einer dieser Gruppen, möglichst in der Nähe ihrer Wohnung, festzulegen.

Aus dem qualifizierten Entzug nicht wegzudenken sind nonverbale Therapien, bei denen unmittelbare Selbsterfahrungen vor allem zur Erleichterung der Wahrnehmung und des Ausdrucks von Gefühlen vermittelt werden. Dazu gehören Sport und Bewegungstherapie zur Förderung von Körperwahrnehmung und -gefühl ebenso wie Ergotherapie mit werk- und arbeitstherapeutischen Ansätzen, aber auch Maltherapie und bildnerisches Gestalten. Bewährt haben sich einfache Entspannungsverfahren, überwiegend als Kurzformen der progressiven Muskelrelaxation nach Jacobson, sowie Akupunktur zur Linderung von Entzugsbeschwerden oder Schlafstörungen und als Beitrag zur allgemeinen Entspannung.

Diese Behandlungsform braucht ihre Zeit, weil die körperlichen, emotionalen und kognitiven Beeinträchtigungen nach langem und intensivem Trinken nur langsam abklingen, so dass die Interventionen erst allmählich die erwarteten Wirkungen entfalten können. Nach der ersten somatischen Regenerierung verleiten die schmerzlichen Konfrontationen mit der Abhängigkeit und ihren Folgen zu vorschneller Abwehr, so dass es schwer fällt, die neuen Erfahrungen überhaupt an sich herankommen zu lassen oder sie auch nur in Ansätzen zu verarbeiten. In der Mehrzahl der Fälle ist daher von einer mindestens dreiwöchigen Behandlungsdauer auszugehen.

Die qualifizierte Entzugsbehandlung hat sich als eine eigenständige Therapieform im klinischen Alltag bewährt. In drei Hamburger Kliniken konnte für 198 alkoholkranke Patienten in 3-Monats-Katamnesen festgehalten werden, dass 48 % diesen Zeitraum abstinent bewältigt hatten, 58 % therapeutisch aktiv geworden waren und 43 % regelmäßig eine Selbsthilfegruppe besuchten. Diese Zahlen mögen nicht hoch genug erscheinen, doch liegen sie deutlich über anderenorts berichteten Häufigkeiten von 37,5 % (Abstinenz) und 27 % (Therapieaktivität) nach unspezifischer Behandlung in Allgemeinkrankenhäusern (John et al. 1996). Erwähnenswert ist auch, dass ein Behandlungserfolg umso wahrscheinlicher war, je positiver das Behandlungssetting (Ausstattung, Personal, therapeutisches Programm) von den Patienten erlebt worden war. Bei einer Kalkulation der Gesamtbehandlungskosten unter Berücksichtigung weiterer stationärer Behandlungen und Aufwendungen für Krankengeld fanden Driessen et al. (1999) über einen Zeitraum von fünf Jahren im Vergleich zu einer einfachen Entgiftung eine Einsparung um ca. 50 %.

Wegen des niedrigschwelligen Zugangs, der unterschiedlichen Zielgrupppen und der differenzierten Zielsetzungen sowie der individuell unterschiedlichen Ausprägung und Intensität der Krankheitssymptome ist ein hohes Maß an Flexibilität in der Wahl der individuellen Behandlungsschwerpunkte, der Dauer und der Mehrfachaufnahmen erforderlich. Der qualifizierte Entzug ist ein kontinuierlicher, nie abgeschlossener Prozess, in dem zwar auf Standards für Medikation, Psychoedukation und psychologische Therapien zurückgegriffen werden kann, in dem aber – oft durch Schwierigkeiten mit einzelnen Patienten herausgefordert – ständig und kreativ neue Variationen ersonnen und umgesetzt werden müssen.

Entwöhnungsbehandlung

An den Entzug schließt sich idealtypisch eine Entwöhnungsbehandlung in einer Fachklinik an. Dort wurden inzwischen Standards für eine umfassende, anspruchsvolle therapeutische Arbeit erreicht, die für andere psychosoziale Bereiche vorbildhaft sind. Die Behandlungsdauer betrug bis vor einigen Jahren sechs Monate oder länger und wurde inzwischen auf regelhaft drei Monate verkürzt. Die Rückwirkungen auf die Effektivität sind nicht endgültig zu beurteilen. Eine Bewilligung der Therapie ist von der Einschätzung einer günstigen Prognose abhängig. Sie wird unter Berücksichtigung anamnestischer und aktueller Krankheitsbefunde auf der Grundlage eines ausführlichen Sozialberichtes gestellt, der die Lebensgeschichte, die Abhängigkeitsentwicklung und die gegenwärtige Lebenssituation umfasst. Meist wird er in einer Suchtberatungsstelle erhoben. Eine solche Prognosestellung ist zwar gruppenstatistisch hinlänglich aussagekräftig. Für den konkreten Einzelfall ist sie aber nahezu wertlos.

In den Therapiekonzepten werden verschiedenartige Interventionsformen mehr oder weniger gut aufeinander abgestimmt vorgehalten. *Psychologische Therapien* werden in einer Kombination aus Gruppen- und Einzeltherapie durchgeführt. Neben dem für alle Patienten vorgesehenen Programm gibt es ausdifferenzierte Angebote je nach der individuellen Problematik, also etwa bei Angststörungen, depressiven Erkrankungen oder Traumafolgen. Als spezielle therapeutische Orientierung überwiegen tiefenpsychologisch fundierte Verfahren, an zweiter Stelle sind Verhaltens- oder auch Gestalttherapie vertreten. Die Überlegenheit eines bestimmten therapeutischen Ansatzes lässt sich bisher empirisch nicht sicher untermauern. *Informationsveranstaltungen* zur Erklärung von Abhängigkeitserkrankungen, über Suchtmittelwirkungen, rechtliche Fragen usw. bilden einen weiteren wichtigen Bestandteil. Ein Gegengewicht zu diesen verbalen Therapien stellen körperbezogene Verfahren wie *Sport-* und *Bewegungstherapie* und *Entspannungsverfahren* dar. In der *Beschäftigungstherapie* liegen die Akzente meist bei der Gestaltungs- bzw. Maltherapie. Dabei werden freizeitpädagogische Zielsetzungen ebenso verfolgt wie die Förderung von Selbsterfahrung durch nonverbale emotionale Ausdrucksmöglichkeiten. Die *Arbeitstherapie* soll durch eine Reorganisation der Tagesstruktur und die Übernahme von Verantwortung auf die Wiederaufnahme der Berufstätigkeit vorbereiten. Es handelt sich überwiegend um Tätigkeiten zur Selbstversorgung der Klinik in Hauswirtschaft, Küche und Garten, aber auch um PC-Schulungen und kognitives Leistungstraining. Der Nutzen der therapeutischen Vielfalt nach dem Motto »Wer vieles bringt, wird manchem etwas bringen«, ist nicht geklärt. Empirisch lässt sich kaum zuverlässig ermitteln, welchen ureigenen Beitrag die einzelnen therapeutischen Modalitäten zum Erfolg oder Misserfolg der Gesamtbehandlung leisten. Die Effekte der einzelnen Verfahren und ihre Wechselwirkungen sowohl untereinander als auch mit Merkmalen der Patienten und Therapeuten sowie mit den Rahmenbedingungen sind nicht sauber voneinander zu trennen. Welche Bedeutung ihnen jeweils zuerkannt wird, hängt vom Interesse und Einfluss der einzelnen Therapeuten ab und dementsprechend auch davon, welcher Berufsgruppe sie angehören.

Das Zusammenleben in der Klinik ist durch Hausordnungen detailliert geregelt, in denen Ausgang, Kontrollen des Suchtmittelkonsums, Einhaltung der Therapiestunden usw. festgehalten sind. Die oft streng anmutenden Vorschriften weisen auf einen letztlich ungelösten Widerspruch hin.

Dem Anliegen, einem alkoholkranken Menschen wieder zu einer selbstbestimmten und selbstverantworteten Lebensführung zu verhelfen, steht die Erfahrung gegenüber, dass alte Gewohnheiten und Suchtmittelkonsum so funktional und attraktiv sind, dass sie immer wieder die Oberhand gewinnen können.

Speziell bezüglich des Umganges mit Rückfällen während der Behandlung sind die Dinge im Fluss. Traditionell wurde im Rückfall eine Entscheidung gesehen, den Konsum fortzusetzen und die angebotenen Hilfen abzulehnen. Gleichsam reflexartig erfolgte deshalb die »disziplinarisch« genannte Entlassung. In den letzten Jahren wird ein Rückfall während der aktuellen Behandlung zunehmend als eine gute Gelegenheit aufgefasst, ganz konkret mit dem wichtigsten Krankheitssymptom umzugehen, nicht nur mit dessen hypothetischer Möglichkeit. → Interventionen bei Rückfällen, Seite 121 ff

Empirische Untersuchungen haben der Entwöhnungsbehandlung gute Ergebnisse attestiert. Bei Küfner et al. (1988) hatten in den vier Jahren nach einer stationären Entwöhnungstherapie ca. 45 % der alkoholkranken Patienten dauerhaft abstinent leben können. Auch im internationalen Vergleich liegen die Abstinenzquoten eindeutig an der Spitze (Süss 1995). Die Schwellen sind offenbar hoch, denn nur ca. 1–3 % aller Alkoholkranken kommen in den Genuss dieser hoch effektiven Therapieform und ein Fünftel aller bereits bewilligten Therapien werden schlussendlich nicht angetreten. Die Annahme liegt nahe, dass den meisten Patienten Wartezeiten zu lang wurden und sie eine neue Trinkphase begonnen haben. Kritik macht sich auch daran fest, dass ein sehr hoher Aufwand für eine Personengruppe getrieben werde, für die von vornherein bessere Prognosen bestehen als für andere Alkoholkranke. Das Missverhältnis spiegelt sich in dem Schlagwort: »Wenige bekommen viel und viele zu wenig.«

Kritisch anzumerken ist auch, dass die Indikation für die Aufnahme in eine bestimmte Klinik im Wesentlichen durch die Beratungsstellen und die Kostenträger gestellt wird und dabei gewisse Vorlieben und über Jahre gewachsene Arbeitsbeziehungen ausschlaggebender sind als eine gezielte

Therapieplanung unter Berücksichtigung von Krankheitsentwicklung, Konsumverhalten, sozialer Situation oder Begleiterkrankungen des einzelnen Patienten – es sei denn, dass kognitive Beeinträchtigungen oder psychiatrische Komorbidität so schwerwiegend sind, dass er in eine der wenigen Spezialeinrichtungen geschickt wird. Die Entwicklung rationaler Kriterien für die Auswahl einer bestimmten Klinik und einer bestimmten Behandlungsform könnte weiter vorangetrieben werden.

Nachsorge

Der Übergang in eine nachsorgende Behandlung ist oft schwierig, wenn er während der Therapie nicht ausreichend vorbereitet wird. Gerade unmittelbar nach einer stationären Therapie besteht jedoch ein stark erhöhtes Rückfallrisiko. Besonders die ersten drei bis sechs Monate gelten als die kritischste Zeit, in der zwei Drittel aller Rückfälle stattfinden (John et al. 1996). Die Forderung, systematische Nachsorgeangebote zu etablieren, findet hier ihre Begründung. Der Begriff ist allerdings bei den oft chronisch-rezidivierenden Krankheitsverläufen nicht präzise, denn es handelt sich ja zugleich um Vor-Sorge und um Haupt-Sorge.

Für die Aufrechterhaltung der Abstinenz über längere Zeiträume gilt die Teilnahme an Selbsthilfegruppen als förderlich, wenn nicht gar ausschlaggebend. Eine einfache Kausalattribution von der Art »Der Besuch von Selbsthilfegruppen führt zu längerer Abstinenz« ist allerdings nicht möglich, denn höchstwahrscheinlich wird beides durch einen dritten Faktor wie z. B. Bindungs- oder Gruppenfähigkeit begünstigt. Nur maximal 30 % aller Therapieabsolventen nehmen regelmäßig an Selbsthilfegruppen teil (John et al. 1996).

Für die anderen sind die Nachsorgeangebote in Suchtberatungsstellen, Institutsambulanzen und anderen psychosozialen Diensten umso wichtiger. Einzel- und Gruppentherapien gehören ebenso dazu wie eine kurzfristige Wiederaufnahme in eine stationäre Behandlung vor oder rasch nach einem Rückfall. Ein vielversprechendes Nachsorge- und Therapiekonzept für chronisch mehrfach beeinträchtigte Abhängigkeitskranke ist das ALITA-Modell (Ambulante Langzeit-Intensivtherapie für Alkoholkranke; EHRENREICH et al. 2002). Es wird im Rahmen einer Suchtambulanz für die Zeit nach einer stationären Akutbehandlung angeboten. Dabei werden tägliche Kurzkontakte mit wechselnden Therapeuten und die Gabe eines alkoholaversiven Medikamentes (Antabus) kombiniert. Die Behandlung erstreckt sich auf mindestens ein Jahr, die Kontaktdichte wird vom vierten Monat an verringert. Die Abstinenzquote wird mit ca. 50 % angegeben, so dass diese Vorgehensweise für diese Patientengruppe als außerordentlich erfolgversprechend anzusehen ist.

Wer mehrere Nachsorgeangebote parallel oder nacheinander nutzt, kann mit sehr unterschiedlichen Krankheits- und Heilungsauffassungen konfrontiert werden. Gerade Behandlungskonzepte, die Rückfälle einbeziehen, stehen im Gegensatz zu Krankheitsmodellen, die in den Selbsthilfegruppen verbreitet sind. Auch Ansätze einer Rückfallprophylaxe durch Medikamente oder eine psychopharmakologische Behandlung bringen massive Verunsicherungen in die Selbsthilfearbeit.

Wichtig ist deshalb, dass professionelle Nachsorge sich nicht zur Konkurrenz aufschwingt, denn sie kann hinsichtlich der persönlichen Kontinuität, der Kontaktzeiten, der Beziehungsangebote und der Modelle für ein suchtmittelfreies Leben nicht im entferntesten mit der Selbsthilfe mithalten. Sie sollte deshalb auch nicht das Vorgehen der Selbsthilfegruppen kopieren, sondern eigenständige Angebote entwickeln, die von denjenigen genutzt werden können, die sich anderweitig nicht so gut aufgehoben fühlen oder die sich ganz einfach zusätzliche Hilfen versprechen. Die Angebote werden in ganz unterschiedlicher Weise genutzt. Manche Patienten wechseln von den Selbsthilfegruppen ganz in die professionelle Nachsorge über, manche nutzen beide Angebote parallel und wiederum andere werden erst durch die professionelle Nachsorge zu Gruppenbesuchen angeregt.

MERKE → **Durch professionelle Nachsorgeangebote wird der kritische Übergang aus der schützenden Atmosphäre der stationären Therapie in das Leben mit alltäglichen Anforderungen abgefedert. Sie können jedoch eine Teilnahme an Selbsthilfegruppen nicht ersetzen.**

Selbsthilfe

Selbsthilfegruppen von Alkoholkranken waren die ersten Gesundheitsselbsthilfegruppen überhaupt. Ihnen ist es zu verdanken, dass in den letzten Jahrzehnten immer offener über Abhängigkeitserkrankungen gesprochen werden konnte, weil sie sich in der Öffentlichkeit artikulierten. Das einflussreiche Krankheitsmodell von Jellinek (1960) und seine typologische Definition gingen auf Erhebungen bei den Anonymen Alkoholikern (AA) zurück. Wenn seine Vorstellungen heute auch eher kritisch gewürdigt werden, so waren sie doch mitbestimmend dafür, dass oberste deutsche Gerichte seit 1968 einen Rechtsanspruch auf Krankenbehandlung formulierten. Es lässt sich mit Fug und Recht annehmen, dass durch Selbsthilfegruppen insgesamt mehr Menschen ihre Alkoholprobleme überwunden haben als durch alle professionellen Behandlungsangebote zusammen. Ein wichtiges Anliegen aller Menschen, die mit Alkoholkranken zu tun haben, sollte deshalb darin bestehen, sie zum Kennenlernen der Gruppen und zur Mitwirkung anzuregen. Wenn sie sich dagegen entscheiden, geschieht dies auf dem Hintergrund persönlicher Erfahrungen und ist dann auch zu akzeptieren. Um sich ein schlüssiges Bild zu machen, sollten Angehörige, Bezugspersonen, professionelle Helfer und andere Mitbetroffene selbst mehrere Gruppen besuchen. Welche vor Ort für Gäste offen sind, lässt sich in größeren Städten über die »Gelben Seiten« herausfinden. Weiterhelfen können auch die Dachverbände der Anonymen Alkoholiker, des Blauen Kreuzes, der Guttempler, des Freundeskreises für Suchtkrankenhilfe und des Kreuzbundes (zu erreichen über die jeweiligen Webseiten) oder die Deutsche Hauptstelle für Suchtfragen (www.dhs.de).

Grundsätzliche Prinzipien der gemeinsamen Arbeit sind Freiwilligkeit, Gleichberechtigung, Kontinuität und zeitlich unbefristete Zugehörigkeit, eine Kombination, die in professionell-therapeutischen Angeboten nicht realisiert werden kann. Anders als diese stehen Selbsthilfegruppen auch nicht unter einem permanenten Innovations- und Erfolgsdruck, sondern können sich gelassen auf jahrzehntelang erfahrene Traditionen berufen. Viele Faktoren sind in den Gruppe hilfreich. Sie werden aber beim Einzelnen nicht alle gleichermaßen wirksam. Ihre relative Bedeutung verschiebt sich mit längerer Zugehörigkeit immer wieder. Jeder nimmt sich das aus der Gruppe, was ihm zum gegebenen Zeitpunkt am besten hilft, und gibt es an andere weiter. Ein ganz wichtiges Erleben ist die gemeinsame Betroffenheit. Wer nach Jahren der Verheimlichung und Beschämung die authentischen Berichte der anderen anhört, macht die Erfahrung, dass viele eigene Symptome und Verhaltensweisen regelhaft und gesetzmäßig zu einer Krankheit gehören und nicht zu einem schlechten Charakter. Es wird aber allmählich auch möglich, die ganz persönliche Konstellation zu begreifen und dadurch zu einer individuellen Selbstdiagnose zu kommen. Die Erfahrung einer unmittelbaren Verständigung über Gedanken, Gefühle und Vorgänge, die mit Nichtbetroffenen (wenn überhaupt) nur mühsam und meist auf dem Weg über viele Missverständnisse erarbeitet werden kann, verstärkt die Bindung an die Gruppe, weil man sich dort schon bald gut aufgehoben fühlen kann. Die Offenheit der anderen, über eigene Fehler, Versäumnisse, schuldhaftes Versagen zu sprechen, macht Mut, sich zu öffnen und Entschuldigungs- und Bagatellisierungsversuche aufzugeben. Dass man gerade deshalb als Person akzeptiert wird, trägt zu einem positiveren Selbstwertgefühl bei.
Gemeinsame Überzeugungen werden vermittelt, so unter anderem das Modell der nicht zu heilenden, aber durch Abstinenz zum Stillstand zu bringenden Krankheit. Eine realistische Einschätzung der Schwierigkeiten, einen solchen Entschluss zu fassen, und die emotionale Unterstützung, ihn durchzuhalten, vermitteln Hoffnung und Zuversicht, auch

selbst dazu in der Lage zu sein. Eine Rückfallbearbeitung erfolgt ohne Bagatellisierungen, aber auch ohne Dramatisierungen, weil sie realistisch als Bestandteil sowohl der Erkrankung als auch des Herauswachsens aus der Sucht wahrgenommen werden können. Durch den Rückgriff auf Telefonnummern oder Gesprächsangebote bei Alkoholverlangen kann in Krisen ein Rückfall abgewendet werden. Diejenigen, die auf viele Krisen, aber auch auf lange Abstinenzzeiten zurückblicken können, sind Modelle für Gefährdungen wie für Bewältigungsmöglichkeiten und regen dazu an, bewährte Verhaltensweisen selbst auszuprobieren und verbreitete Fehler gar nicht erst zu machen. Unter Verzicht auf Ratschläge und Vorschriften wird die Bedeutung der Selbstverpflichtung und der Eigenverantwortlichkeit hervorgehoben. Die Botschaft lautet sinngemäß: »So habe ich mir geholfen, du kannst dich daran orientieren. Such dir aber einen eigenen Weg, auf dem du es am besten schaffst.«

Es gibt in den meisten Gruppen einen großen Fundus an Wissen über die Erkrankung, über die verschiedenen Hilfsmöglichkeiten und darüber, wie man sie am besten für sich nutzen kann. Die Gruppe bietet außerdem sozialen Rückhalt und hilft bei der Überwindung der Isolation, in die die Krankheit geführt hat. Sie bietet ein Lernfeld für den Umgang mit anderen Menschen und für eine angemessene Mobilisierung von Hilfen. Viele finden dort auch praktische Unterstützung jenseits der Suchtthematik, gewinnen neue Freunde und entwickeln Mut für eine Umgestaltung ihres Lebens.

MERKE → **Die Beteiligung an Selbsthilfegruppen ermöglicht tiefgreifende emotionale Erfahrungen. Sie erleichtert die Akzeptanz des Krankheitsschicksals, zeigt Wege zur Bewältigung auf und verstärkt die positiven Anteile des Selbstwertkonzeptes.**

Nicht alle Menschen können sich auf einen intensiven Gruppenprozess einlassen und lehnen eine Teilnahme von vornherein ab. Manche überfordern auch die anderen Gruppenmitglieder, so dass sie mit mehr oder weniger subtilen Mitteln ausgegrenzt werden. Die Kritik derjenigen, die die

Gruppen wieder verlassen, ist vielfältig. Bemängelt wird der dominante Einfluss von Teilnehmenden, die als Vielredner zu viel Raum für sich beanspruchen. Auch ›abgehobene‹ Dauerabstinente, die innerlich weit entfernt von den aktuellen Krisen jüngst Hinzugekommener sind, erschweren den Zugang. So wichtig das Krankheitskonzept für den Zusammenhalt der Gruppe ist, das Abstinenzgebot wird von Gruppenkritikern als zu starr empfunden, ebenso wie die Regeln der Zusammenkünfte und die Anklänge an religiöse Gemeinschaften. Manche Menschen gehen gerade dadurch auf Abstand zu den Gruppen, wodurch sich für andere die größte Chance einer Veränderung bietet.

Um von einer Selbsthilfegruppe profitieren zu können ist es wichtig, die Gruppe, auf die man sich für längere Zeit einlassen will, sorgfältig auszusuchen. Keine Gruppe und keine Organisationsform ist perfekt, nicht alle Teilnehmenden sind sympathisch oder konstruktiv. Es kann eine wichtige Lernerfahrung sein, gerade mit diesen Menschen auszukommen und später festzustellen, wie sich die eigene Einschätzung im Lauf der Zeit verändert. Sich in der Gruppe wohl zu fühlen muss nicht ausschlaggebend sein, denn es geht primär nicht um Geselligkeit oder Freundschaft, sondern um die Bearbeitung der eigenen Krankheit. Auf all diese Aspekte müssen Alkoholkranke vorbereitet werden, wenn man sie mit den regionalen Gruppen vertraut machen will. Generell darf der Hinweis nicht fehlen, dass spätestens nach dem Besuch von ungefähr fünf Gruppen eine Entscheidung getroffen werden sollte, zu welcher man regelmäßig und für mehrere Monate gehen will. Zu dem Entschluss gehört die Selbstverpflichtung, auch dann dorthin zu gehen, wenn Konflikte, Überdruss oder Langeweile auftreten. Solche intensiven Gefühle weisen darauf hin, dass man sich selbst verändert, und damit ist eine Chance gegeben, sich selbst besser zu verstehen. Gruppenüberdruss wird von vielen im Rückblick als ein wichtiger Indikator für eine wachsende Rückfallgefährdung gesehen, auf den man mit höchster Aufmerksamkeit reagieren sollte, am besten im engen Kontakt mit der Gruppe.

Vernetzung als Zukunftsaufgabe

Das Modell der Therapiekette war historisch wichtig für eine Neuorientierung der Suchtkrankenversorgung. Seine Grenzen zeigen sich in den Brüchen zwischen den Behandlungsangeboten, vor allem aber in dem geringen Ausmaß, in dem die Entwöhnungstherapie als profilierteste Behandlungsform genutzt wird. Die Versorgungswirklichkeit ist für das Gros der Alkoholkranken durch unspezifische Maßnahmen, Rückschläge und Mehrfachbehandlungen gekennzeichnet. Sie kommen im Allgemeinen zu spät in eine Behandlung und noch später und auch zu selten in eine suchtspezifische Therapie. Dies liegt zum einen an Mängeln im Versorgungssystem: Es bestehen Ausbildungs- und Informationsdefizite in den Gesundheitsberufen, Unklarheiten in den Zuständigkeiten von Behandlungseinrichtungen und Kostenträgern, und es fehlt an einer ausreichenden Evaluation der vorhandenen Behandlungskonzepte. Zum anderen werden Abhängigkeitskranke unter dem Stereotyp »Süchtige« noch immer sehr negativ bewertet. Sie zögern deshalb eine Selbstdiagnose so lange wie möglich hinaus, leugnen ihre Hilfsbedürftigkeit und qualifizieren andere Abhängige ebenso ab wie die bestehenden Hilfsangebote. Was die Versorgungslandschaft angeht, so haben inzwischen Umdenkungs- und Umstrukturierungsprozesse eingesetzt (DHS 2000).

Die Vernetzung aller Versorgungsangebote im Sinne einer Integration in ein Gesamtsystem, das wohnortnah organisiert ist und der Vielfalt alkoholbedingter Probleme gerecht wird, bleibt auf nicht absehbare Zeit eine der zentralen Aufgaben der Abhängigkeitsbehandlung. Zu einem solchen Versorgungsverbund gehören die folgenden Elemente: Im ambulanten Bereich Notfallambulanzen an Krankenhäusern, deren Spektrum durch suchtspezifische Kurzinterventionen erweitert ist; niedergelassene Ärzte, die ihre Aufgaben in Akutbehandlung, Früherkennung, kontinuierlicher Begleitung und Nachsorge übernehmen; Institutsambulanzen an psychiatrischen Kliniken mit Angeboten vor- und nachstationärer Behandlung; Suchtberatungsstellen für Informationsvermittlung, Beratung, Vorberei-

tung auf stationäre Entwöhnungsbehandlung, ambulante Rehabilitation und Nachsorge; niedergelassene Psychotherapeuten für die Behandlung begleitender psychischer Störungen; Selbsthilfegruppen für die Stabilisierung von Abstinenz und Änderung von Lebensgewohnheiten. Im stationären Bereich sind es die Innere Medizin mit Angeboten der Notfallbehandlung und somatischen Krisenintervention im Sinne einer Entgiftung ohne weitere suchtspezifische Diagnostik und Behandlung; die Innere Medizin und die Psychiatrie mit zertifizierten Programmen zur qualifizierten Entzugsbehandlung; psychiatrische Kliniken mit suchtspezifischer stationärer Psychotherapie (S5 nach der Psychiatrie-Personalverordnung), tagesklinischer Behandlung (S6) und langdauernder Behandlung Schwer- und Mehrfachkranker (S4); Suchtfachkliniken und -tageskliniken für die Entwöhnungstherapie; Übergangseinrichtungen für die Zeit vor und nach einer Entwöhnungsbehandlung und für die Nachsorge (Adaptationsphase); Heime für eine psychosoziale Betreuung.
Es wäre völlig unangemessen, auf jeder Ebene des Versorgungssystems die gesamte suchtmedizinische Kompetenz vorzuhalten. Aber in allen Bereichen, ob nun ambulant oder stationär, ist die Vermittlung in andere Hilfsangebote ein wesentlicher Teil der Behandlung. So müssen entsprechende Kooperationsstrukturen aufgebaut werden. Das setzt eine gute Kenntnis der regionalen Versorgungsangebote, fachliche Kompetenz und eine hohe Motivation der Beschäftigten voraus.

Der Rückfall oder die Abstinenzunterbrechung

Der Rückfall ist *das* zentrale Phänomen der Abhängigkeit, denn Rückfälle gehören bei der Mehrzahl der Abhängigen zum Krankheits- und zum Genesungsprozess dazu.

MERKE → **Rückfälle sind Teil der Krankheit. Sie müssen nicht in einer Katastrophe enden, es muss aber alles daran gesetzt werden, sie zu verhindern.**

Es ist eher unwahrscheinlich, dass es jemals eine einheitliche wissenschaftliche Auffassung über das Rückfallgeschehen geben wird. Alkoholabhängigkeit definiert sich letztlich aus der Tatsache, dass nach einer abstinenten Phase oder einer Zeit moderaten Konsums wieder angefangen wird mit einem schädigenden Trinken – trotz der bisherigen negativen Erfahrungen bis hin zu lebensbedrohlichen Konsequenzen, trotz Einsicht und fester Vorsätze, trotz Ermahnungen bis hin zu aggressiven Konfrontationen und auch trotz der zwischenzeitlich eingetretenen Verbesserungen im Gesundheitszustand, in den nahen persönlichen Beziehungen, in der Arbeitsfähigkeit. Wenn jemand wieder trinkt, wird dies meist von ihm selbst und von seiner Umgebung nicht als das Wiederauftreten eines Krankheitssymptoms angesehen sondern als Anlass für Scham, Versagensgefühle, Schuldvorwürfe, Resignation oder Aggressivität. Alle bisherigen Bemühungen erscheinen wertlos, weil der Rückfall als Scheitern der Betroffenen, ihrer Familie, der Behandelnden empfunden wird. Doch er dokumentiert nicht mehr und nicht weniger, als dass in der Bewältigung der Alkoholabhängigkeit ein kritischer Punkt erreicht wurde.

Rückfallarten

Mehrere Rückfallarten lassen sich deskriptiv trennen, zwischen denen fließende Übergänge bestehen. *Der diagnostische Rückfall* in einem frühen

Stadium des Krankheitsverlaufes führt zur Klärung, ob tatsächlich eine Abhängigkeit vorliegt. Er lässt die Erfahrung konkret spürbar werden, dass gute Vorsätze und das Wissen um die Gefährdung nicht ausreichten, den Konsum in Grenzen zu halten. Daraus kann eine größere Bereitschaft entstehen, sich konsequent um Hilfen zu bemühen. Der *Rückfall aus Sorglosigkeit* geht auf die Einschätzung zurück, dass der Abstand zur letzten Trinkphase hinreichend groß erscheint. Weil mehrere Krisen- und Verführungssituationen ohne Suchtdruck (»Craving«) bewältigt wurden, scheint der Beweis der Standhaftigkeit erbracht, so dass auf Rückfallrisiken nicht mehr hinreichend geachtet wird. Beim *Rückfall aus Überforderung* wird der Anpassungs- und Umstellungsaufwand unterschätzt, der nach einer Behandlung geleistet werden muss, denn es zeigen sich keineswegs immer eindrucksvolle Verbesserungen in der physischen oder psychischen Gesundheit. Die Einübung neuer Lebensstile geht in der Regel mit einer Entfremdung vom gewohnten Milieu und mit Verhaltensänderungen einher, die für die wichtigen Bezugspersonen schwer nachvollziehbar sind. Änderungen im Trinkverhalten bringen nicht etwa alles in Ordnung, sondern schaffen neue Ungleichgewichte. Dies zeigt sich in posttherapeutischen Depressionen, Partnerschaftstrennungen oder anderen Krisen, die mit einer erhöhten Rückfallgefährdung verbunden sind. Oft ist das soziale Netz geschrumpft, so dass es an positiver Verstärkung für Verhaltensänderung oder Abstinenz fehlt. Der *Rückfall als Hilferuf* ist demnach ein Versuch, in einer Krisensituation Unterstützung zu bekommen. Doch ist der Appell indirekt und missverständlich, so dass er leicht fehlschlägt.

Abhängigkeit kann mehr sein als eine Krankheit. Sie kann zu einer Form der Lebensgestaltung werden mit einer stabilen Identität als lebenslang Kranker, mit genau umrissenen Wertvorstellungen und mit sozialen Beziehungen (z. B. zu co-abhängigen Angehörigen oder zu Trinkercliquen), die das Trinkverhalten verstärken. Vor diesem Hintergrund erfolgt ein *Rückfall zur Identitätsbestimmung*, der z. B. die subjektive Überzeugung belegt, ein haltloser Mensch zu sein oder jemand, der von anderen nur ausgenutzt wird, oder ein autonomer Mensch, der sich nicht an die Vorgaben anderer gebunden fühlt. Ein Rückfall bestätigt das Bild vom Alkoholismus als einer unheilbaren Krankheit. Dieses Bild kann zu massiver Resignation führen, gerade wenn jemand unter großen Anstrengungen sein Trinkverhalten verändern konnte und dies dann keinen spürbar positiven Einfluss hat auf sein Selbstkonzept, auf die persönlichen Beziehungen, auf die Arbeits- oder Finanzsituation. Der *Rückfall als autodestruktive Handlung* strebt in letzter Konsequenz die Selbstvernichtung an.

MERKE → **Rückfälle markieren kritische Punkte in der Bewältigung der Abhängigkeit. In ihnen liegt eine Chance, wenn ihre jeweilige Funktion entschlüsselt werden kann.**

So verstanden sind Rückfälle funktional, d. h. sie erfüllen wichtige Funktionen bei der Bewältigung problematischer Lebenszusammenhänge. Es ist also wenig verwunderlich, dass es immer wieder zu Trinkphasen kommt. Es ist vielmehr erstaunlich, wie viele Menschen dennoch wieder aus der Sucht herausfinden.

Was macht nun überhaupt einen Rückfall bei Alkoholabhängigen aus? Vor gut 20 Jahren war diese Frage noch klar zu beantworten. Jeglicher Konsum von alkoholischen Getränken oder Speisen unabhängig von der Menge oder der Dauer der Einnahme galt als ein Rückfall. Der Genuss einer Weinbrandbohne oder einer mit Madeira abgeschmeckten Soße wurde qualitativ nicht unterschieden von mehreren Gläsern Weinbrand oder einigen Litern Bier. Nach der vorherrschenden Vorstellung von Alkoholismus als einer Krankheit, die nicht zu heilen, sondern nur durch Konsumverzicht zum Stillstand zu bringen sei, führte jeder Verstoß gegen das Prinzip totaler Abstinenz gleichsam gesetzmäßig zu einer neuen Trinkepisode, die dann mindestens ebenso schwerwiegend, wahrscheinlich aber noch intensiver ablaufen würde als die vorhergehende.

Noch immer ist die völlige Alkoholabstinenz ohne Suchtverlagerung das häufigste Erfolgskriterium in Therapiestudien. Zunehmend werden aber auch andere Aspekte herangezogen: die Reduzierung der Trinkmenge, die Zeit bis zum ersten Konsum, die Anzahl abstinenter Tage im Untersuchungszeitraum, das Ausbleiben schwerwiegender Folgen für Gesundheit, Familie, Arbeit u.ä. Damit wird der Tatsache Rechnung getragen, dass es sich bei Rückfällen um äußerst heterogene Phänomene handelt, und dies nicht nur bei verschiedenen Kranken, sondern auch beim Einzelnen im Verlauf seiner Erkrankung.

MERKE → **Rückfälle sind höchst individuelle Ereignisse, die differenzierte Interventionen erfordern.**

Inzwischen wird differenziert zwischen Unfall bzw. Ausrutscher (»lapse«, »Lapsus«), Vorfall (im Sinne von »Ereignis«), Rückfall ohne Kontrollverlust (»minor relapse«) und Rückfall mit Kontrollverlust (»major relapse«, »Absturz«). Abgesehen von solchen Verlaufsformen reicht die Bandbreite vom einmaligen Anstoßen bei einer Geburtstagsfeier über die schleichende Entwicklung mit kürzer werdenden abstinenten Intervallen bei größer werdenden Mengen bis hin zu dem unmittelbar umgesetzten Vorsatz, sich »gnadenlos voll laufen« zu lassen.

Hintergründe von Rückfällen – Vorläufer und Auslöser

Persönliche Merkmale, die die Rückfallwahrscheinlichkeit vergrößern, sind u.a. ein früher Krankheitsbeginn, eine lange Krankheitsdauer, viele Folgeerkrankungen und eine belastende Lebenssituation. Derartige Merkmale bilden gewissermaßen den Hintergrund. In der aktuellen Situation sind es zwei Faktorengruppen, die als Auslöser für einen Rückfall genannt werden (Marlatt 1996). Die erste Gruppe bilden intrapersonelle Einflüsse. Dazu gehören an erster Stelle *negative Gefühle*. Wer sich einsam fühlt, sich langweilt, wer ängstlich, traurig, unruhig, aufgeregt, frustriert, wütend oder aufgebracht ist, kann zum Abschalten, zur Beruhigung, zur Stimmungsaufhellung auf den Alkohol als fein dosierbares Psychopharmakon zurückgreifen. Ähnlich nachvollziehbar aus Alltagserfahrungen ist der Einsatz von Alkohol zur Linderung *körperlicher Beschwerden*, gegen Schmerzen oder Schlaflosigkeit. Beide Faktorengruppen fördern den Konsum nach dem Prinzip der negativen Verstärkung. Je zuverlässiger die Wirkung eintritt und je häufiger in solchen Kontexten getrunken wird, desto stabiler wird die Koppelung.

Dass angesichts der Vorerfahrungen der Rückfall oft auch als Versuch erklärt wird, *kontrolliert zu trinken*, erscheint weniger plausibel. Wenn ein starkes Bedürfnis nach der Alkoholwirkung besteht und zugleich die Überzeugung internalisiert wurde, dass ein alkoholkrank gewordener Mensch nie wieder zur Trinkkontrolle zurückfinden kann, dann beruht der Wunsch, es dennoch zu versuchen, entweder auf einer Selbsttäuschung und Illusion oder er ist auf das Bestreben zurückzuführen, den Beweis dafür anzutreten, dass man eben nicht alkoholkrank ist. Der wäre gelungen, wenn man zeigen kann, dass man den Alkohol und damit auch sich selbst und das eigene Verhalten im Griff hat.

Unvermittelt auftretendes starkes *Verlangen nach Suchtmittelkonsum* (»Craving«) ist ein weiteres wichtiges Moment im Rückfallgeschehen, wenn es auch nicht generell dazugehört. → **Craving, Seite 116ff**

Und schließlich werden *positive Gefühle* genannt, Erfolgserlebnisse, die gefeiert werden müssen, eine angenehme Stimmung, die noch weiter gesteigert werden soll usw.

Die zweite Gruppe rückfallauslösender Faktoren bilden interpersonelle Einflüsse. Dazu gehören als erstes *Konflikte, Streitigkeiten, Auseinandersetzungen mit anderen Menschen*. Hier kann ein enger Zusammenhang mit den oben genannten negativen Emotionen bestehen. Darüber hinaus spielen *Aufforderung und Verführung zum Trinken* eine wichtige Rolle, und dies gerade dann, wenn man es nicht fertig gebracht hat, mit der Abhängigkeit offen umzugehen, und auch dann, wenn man keinen plausiblen Grund für einen Verzicht angeben kann. Und schließlich kommt es vor, dass einfach aufgrund der *Geselligkeit*, des Ambientes, das Bedürfnis zum Mittrinken immer stärker wird.

MERKE → **Rückfälle sind ein dynamisches Geschehen. Sie entwickeln sich prozesshaft über viele Vorläufer. Sie werden aktuell durch intrapersonelle und durch interpersonelle Faktoren ausgelöst.**

Individuelle Rückfallschilderungen folgen in der Regel zwei Modellen: In dem einen kommt der Rückfall wie der Blitz aus heiterem Himmel, der den Ahnungslosen in seiner stabil geglaubten Abstinenz unvermittelt trifft. Häufig heißt es dann: »Von einem Moment zum anderen wollte ich einfach wieder trinken« oder »Ich weiß gar nicht, was da über mich gekommen ist« oder »Die Sucht hat wieder zugeschlagen«. Es ist das Modell von der heimtückischen Krankheit, die – einmal erworben – auf ewig lauert, um ihr hilfloses Opfer zur Strecke zu bringen. Ein solches Krankheitsverständnis entlastet von Schuld und Verantwortung für das eigene Handeln, macht aber auch passiv und eröffnet außer der Notwendigkeit der strikten Vermeidung des Trinkens und ständiger Wachsamkeit keine Perspektiven für weitergehende Verhaltensänderungen. In dem anderen Modell fängt der »Rückfall im Kopf« an. Man erkennt diverse Auffälligkeiten im Denken, Fühlen oder Verhalten, die als Vorläufer des eigentlichen Trinkens aufgefasst werden können. Eine über mehrere Stufen ablaufende Rückfallanbahnung, wenn nicht gar eine aktiv betriebene Vorbereitung ist zumindest rückblickend nachzuvollziehen. Dieses Modell impliziert, dass im Rückfallprozess eine Steuerung prinzipiell möglich ist. Damit wird der Kranke zum Handelnden, aber auch die moralischen Fragen nach Schuld und Versagen werden neu belebt.

Ein Fallbeispiel soll diese Vorstellungen illustrieren: Herr K. hat einen Alkoholentzug gemacht und kann in den folgenden beiden Monaten abstinent bleiben. Er lebt nach einer Scheidung allein und ist arbeitslos. Für ihn gibt es keine Verpflichtungen und keine verbindliche Tagesstruktur. Sein überwiegendes Lebensgefühl ist Langeweile. Er geht zu einem Freund, mit dem zusammen er früher oft getrunken hat. Der empfängt ihn mit einer Fahne, ist schon etwas angeheitert und öffnet bald die nächste Bierdose. Er akzeptiert aber, dass K. nicht mittrinkt. K. verspürt keine

Anzeichen von Craving, noch nicht einmal ein leichtes Bedauern, dass er selbst nicht trinken kann. Er bricht den Kontakt aber auch nicht ab, sondern unterhält sich zwei Stunden lang mit seinem Freund. Auf dem Heimweg kommt er an dem Kiosk vorbei, an dem er früher immer seine Vorräte aufgefüllt hatte. Sein Blick streift einige Männer, die dort Bier trinkend miteinander reden. Er geht aber vorbei und betritt den benachbarten Supermarkt, um noch etwas zum Abendessen einzukaufen. Er packt wenige Lebensmittel, aber viele Bierdosen und Flachmänner in den Einkaufswagen. Auf diesen Großeinkauf folgt ein schwerer Absturz, der einige Wochen später einen erneuten stationären Entzug notwendig macht. Er selbst erinnert sich zunächst nur daran, dass er im Laden plötzlichen Suchtdruck verspürt habe und einfach nicht anders handeln konnte.

Craving oder Suchtdruck

Im wissenschaftlichen Sprachgebrauch hat sich der englische Begriff »Craving« durchgesetzt. Er bezeichnet ein unwiderstehliches Verlangen nach dem Suchtmittel und seinen Wirkungen. Für manche Fachleute ist er ein zentrales Suchtphänomen, für andere eine weniger wichtige Randerscheinung. Dies mag auch daran liegen, dass von Craving in zwei sehr unterschiedlichen Zusammenhängen gesprochen wird: Erstens wird damit das Verlangen bezeichnet, das direkt im Entzug auftritt. Es spiegelt das Bedürfnis wider, den Entzug abzukürzen und die Entzugssymptomatik erträglicher zu machen. Die zweite Bedeutung ist für die Betrachtung hier wichtiger: Nach einer langen Abstinenzphase kann wieder ein überwältigendes Verlangen auftreten, das oft als völlig unvorhergesehen, völlig unvermittelt erlebt wird. Zum Verständnis trägt ein Phänomen bei, das LITTLETON (1996) als »konditionierten Pseudoentzug« bei Alkoholabhängigen bezeichnet hat. Der Anblick, auch der Geruch von Alkohol oder eine Situation, die eng mit früherem Konsum in Verbindung steht, löst Entzugssymptome aus. Der Schlüsselreiz (»cue«) kann eine Reklame, eine Bar, der

U-Bahn-Fahrgast vis à vis mit der Bierdose usw. sein. Und auch eigene Gedanken oder Erinnerungen ohne äußeren Signalreiz können als Schlüsselreize fungieren. In diesem Moment stellen sich spezielle Neurotransmittersysteme auf eine Alkoholzufuhr ein. Da Alkohol eine überwiegend dämpfende Funktion hat, wird gewissermaßen um das Schlimmste zu verhindern, eine erregende Gegenregulation prophylaktisch aktiviert. Setzt nun aber die dämpfende Alkoholzufuhr nicht ein, bleibt es bei dem erhöhten Erregungsniveau mit der dazugehörigen Symptomatik aus Unruhe, Zittern, Herzklopfen, Blutdruckanstieg. Dies wird dann als Craving wahrgenommen.

An diesem Modell setzen Überlegungen zur medikamentösen Rückfallprophylaxe an, die die Entwicklung verschiedenartiger Medikamente angestoßen haben. Sie verringern die neuronale Erregbarkeit jeweils im Sinne einer Hemmung der Gegenregulation. Neben dem verminderten Suchtdruck scheinen diese Pharmaka auch einen Einfluss auf den Kontrollverlust zu haben, denn Trinkepisoden werden eher abgebrochen, vermutlich weil die erwarteten Wirkungen nicht so zuverlässig und so stark eintreten wie gewohnt. Mit diesen Medikamenten wurde ein vielversprechender Anfang gemacht (Kiefer et al. 2003), andere sind zur Zeit in der Entwicklung.

Für die Anwendung ist kritisch zu berücksichtigen, dass nur etwa 50 % der Alkoholkranken Craving aus eigenem Erleben kennen, und auch diese beschreiben es nicht immer als entscheidenden Auslöser für ihre Rückfälle. So eindeutig ein Schlüsselreiz auch sein mag, er muss nicht immer eine entsprechende Reaktion hervorrufen. Da erzählt dann jemand: »Ich war auf einer Konfirmation, alle haben getrunken und nicht zu knapp, aber mich hat das überhaupt nicht gestört«. Schlüsselreize und Craving werden immer interpretiert und bewertet und damit auch modifiziert. Der situative Kontext, Empfindungen und Gedanken verstärken die Wirkung eines Schlüsselreizes oder schwächen sie ab. Eine einfache Reiz-Reaktionskette ohne zwischengeschaltete und begleitende emotionale und kognitive Prozesse ist eine unzulässig reduktionistische Hypothese für das Rückfallgeschehen. Schließlich ist es auch denkbar, dass das neuronale Gegenregulationsmodell auf Craving gar nicht anzuwenden ist, sondern dass ein anderer Zusammenhang entscheidender ist. Lebhafte Erinnerungen an Trinkepisoden können zu depressiven Verstimmungen oder zu Ängsten mit den entsprechenden körperlichen Begleitsymptomen führen. Craving, auch wenn es als ein körpernahes Verlangen wahrgenommen wird, könnte demnach als ein Ausdruck des Bedürfnisses verstanden werden, sich durch Alkohol Linderung von psychischen Beschwerden zu verschaffen.

Ein Medikament, das schon lange zur Verfügung steht, wird nach neueren positiven Erfahrungen (Ehrenreich et al. 2002; Olbrich und Olbrich 2007) zukünftig vermutlich wieder häufiger in Erwägung gezogen werden: Disulfiram (Antabus®). Unter regelmäßiger Einnahme besteht eine Alkoholunverträglichkeit mit äußerst unangenehmen körperlichen Begleiterscheinungen schon bei kleinen Trinkmengen. In Erwartung dieses aversiven Effektes fällt es leichter, rückfallträchtige Situationen zu überstehen und durch ihre Bewältigung Fähigkeiten zu entwickeln, die weiterhin mobilisiert werden können, wenn das Medikament nach mehrmonatiger Anwendung abgesetzt wird. Wer dieses Medikament einsetzen will, muss mit der Anwendungspraxis gut vertraut sein.

Auch wenn wir noch nicht alle Vorgänge verstehen, können Medikamente zur Rückfallprophylaxe bei vielen Alkoholkranken mit gutem Erfolg eingesetzt werden. Voraussetzung ist eine hinreichende Abstinenzüberzeugung und die Bereitschaft, regelmäßig mehrere Monate lang mehrmals täglich Tabletten einzunehmen, ohne im direkten Zusammenhang damit einen beruhigenden, anregenden oder anderen psychischen Effekt zu merken. Die Medikation entlastet auch nicht davon, sich mit der eigenen Suchtentwicklung und den persönlichen Rückfallrisiken auseinander zu setzen.

Das sozialkognitive Rückfallmodell

Ein Rückfallmodell, das sich schwerpunktmäßig auf psychische und interaktionelle Faktoren bezieht, ist das so genannte sozialkognitive Modell, das auf Marlatt und Gordon (1985) zurückgeht und durch Überlegungen von Beck et al. (1997) ergänzt wurde. Die Vertreter dieses Ansatzes gehen davon aus, dass es lebenslange Aufgabe eines jeden Menschen ist, sich immer wieder umzustellen und anzupassen und dabei eine Balance herzustellen zwischen Anforderungen und Entlastung, Verlusterlebnissen und bereichernden Erfahrungen, Pflichten und Freuden. Bestimmte Übergangsphasen im Leben wie z. B. Pubertät, Auszug aus dem Elternhaus, Familiengründung, Pensionierung erfordern ganz allgemein hohe Anpassungsleistungen. Vielfältige aktuelle Ereignisse, Problemsituationen, Belastungen, die hoch individuell sind, stellen zumeist noch größere Anforderungen dar. Und nicht nur negative Ereignisse erfordern Umstellungen und Anpassungen, sondern auch Erfolgserlebnisse wie z. B. eine bestandene Prüfung, beruflicher Aufstieg oder Entlassung aus dem Krankenhaus nach einer Operation.

In einer Situation des Ungleichgewichtes entsteht bei einem Abhängigkeitskranken ein starkes Verlangen nach unmittelbarer Bedürfnisbefriedigung, begleitet von Gedanken wie »Das ist mehr, als ich aushalten kann« oder »Mit einem kleinen Cognac wird mir das leichter von der Hand gehen« usw. Im obigen Beispiel ging Herr K. mit der Grundstimmung »Wieder so ein Tag ohne jede Abwechslung und Freude« in eine suchtspezifische Risikosituation zu seinem Freund. Dort war er noch wachsam mit den Gedanken »Ich will nie wieder trinken« und »Hier besteht keine Gefahr, denn er bietet mir ja nichts an«. Er traf eine scheinbar harmlose Entscheidung, die in der aktuellen Situation ohne unmittelbare Konsequenzen blieb. Er meisterte am Kiosk dann noch eine weitere suchtspezifische Risikosituation, hatte aber keine Lösung für das Problem der Einsamkeit und Langeweile. Durch die wiederum harmlos erscheinende Entscheidung, sich noch etwas zu essen zu kaufen, kam er im Supermarkt in unmittelbare Griffnähe von Alkohol. Mit dem Vorsatz, mäßig zu trinken und endlich einmal einen Abend in besserer Laune zu verbringen und sich nicht so einsam zu fühlen, gab er sich das O. K. zum Trinken. Durch den Konsum entstand eine Dissonanz zwischen der angestrebten Lösung aus der Abhängigkeit und dem Unvermögen, entsprechend zu handeln – mit der Folge von Selbstabwertungen und negativen Gefühlen, die durch die später auftretenden Beschwerden noch verstärkt wurden. Das alles konnte er dann wieder durch Trinken zudecken. An diesem Beispiel ist gut zu erkennen, wie sich der Rückfallprozess selbst beschleunigen kann, und wie sich nach dem Trinken die fatalistische Haltung verfestigt, dem Suchtproblem hilflos ausgeliefert zu sein.

Schematisch stellt sich der Ablauf wie in Abbildung 3 dar: Bei einem Ungleichgewicht in der Lebensführung herrschen intensive (positive oder negative) Emotionen und Kognitionen vor, die durch die bisherigen Erfahrungen in der Lebens- und Krankheitsgeschichte geprägt sind. Scheinbar harmlose Entscheidungen, die plausibel begründet werden (Rationalisierungen), führen zu einer Annäherung an suchtspezifische Risikosituationen (Griffnähe). Fehlende Bewältigungsstrategien für diese Situationen, positive Alkoholwirkungserwartungen und verminderte Selbstwirksamkeitsüberzeugungen bahnen dem Konsum den Weg, der dann durch Erlaubnis erteilende Gedanken freigegeben wird. Nach dem ersten Konsum kommt es zu einem Dissonanzkonflikt und negativen Selbstattributionen. Über weitere Stufen entscheidet sich, ob es bei einem einmaligen Ereignis bleibt (Vorfall) oder eine manifeste Trinkepisode eingeleitet wird (Rückfall).

ABBILDUNG 3 **Der Rückfallprozess**

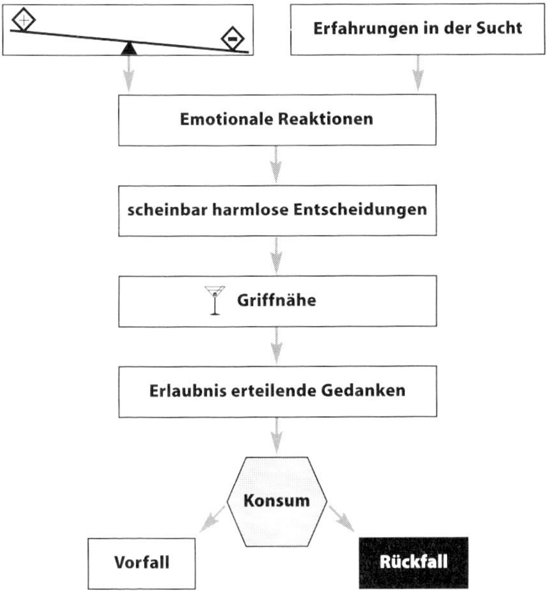

Interventionsansätze bei Rückfällen

Der Vorzug dieses Modells liegt darin, dass sich aus der aktuellen Problematik und Akzentsetzung bei den einzelnen Patienten unterschiedliche Ansätze für Interventionen ableiten lassen. Wenn eine Trinkepisode manifest wird, besteht das Hauptziel darin, sie möglichst rasch und vollständig abzubrechen. Weit verbreitete, weil naheliegende Strategien sind Angriffe einerseits und Bemühen um Verständnis andererseits. Beide bewirken bestenfalls nichts, können aber auch dazu beitragen, dass länger und intensiver getrunken wird. Vorhaltungen mit dem Tenor »Musste das denn wieder sein? Du weißt doch, dass du nicht mit Alkohol umgehen kannst!« sollen den Betreffenden aufrütteln und zur Vernunft bringen. Sie treffen auf ohnehin vorhandene Selbstvorwürfe und -abwertungen, die damit noch verstärkt werden und sich bis zu depressiven Verstimmungen ausweiten können. Eine andere Reaktion auf Vorwürfe sind demonstrative Reue und Zerknirschung. Mit dem Bekenntnis, falsch gehandelt zu haben, und der Beteuerung, dass dies nicht wieder vorkommt, wird dem Angreifer der Wind aus den Segeln genommen, ohne dass darauf Anstrengungen folgen müssen, das kritisierte Verhalten tatsächlich zu verändern. Weitere Reaktionsmöglichkeiten sind Widerspruchsgeist und Trotz, die sich gut im Weitertrinken ausdrücken lassen. Eine aggressive Zuspitzung, besonders bei stark Angetrunkenen, lässt sich vermeiden, wenn man für den Augenblick auf grundsätzliche Argumentationen und Positionsklärungen verzichtet. Sinnvoller ist es, ihnen für den Augenblick zu vermitteln, dass sie ja Recht haben oder bedauernswert seien usw., und fürsorglich auf sie einzugehen. Nach der Ausnüchterung muss immer versucht werden, die gemeinsamen schwierigen Erfahrungen in der Extremsituation, an die sich viele bestenfalls dunkel erinnern, unter Berücksichtigung der Abwehrstrategien offen anzusprechen. Ein zu forsches Vorgehen zur Auffrischung der Erinnerung bringt keine Vorteile. Dies hat sich bei Versuchen gezeigt, in denen sich Patienten, die im Delir auf Video aufgenommen wurden, die Aufzeichnung nach dem Entzug ansehen mussten. Sie hatten in der Folgezeit nicht weniger Rückfälle als diejenigen, denen diese Prozedur erspart geblieben war. Der vermeintlich »heilsame Schock« verblasste bald, oder er entfaltete sich gar nicht erst richtig, weil die Patienten am Bildschirm vorbeisahen oder den bedrückenden Bildern auf andere Weise auswichen.

Wenn also Vorwürfe nichts bewirken oder sogar ein verschärftes Trinken hervorrufen können, dann ist vielleicht mit Verständnis und einer genaueren Rückfallanalyse mehr zu erreichen? Eine entsprechende Exploration kann bei Abhängigen die Hoffnung wecken, dass der Rückfall als unabwendbarer Schicksalsschlag akzeptiert wird, der so gut wie gar nicht auf eigene Entscheidungen und Verhaltensweisen zurückzuführen ist. Das Hauptziel der Kranken ist möglicherweise nicht die Überwindung der

Trinkepisode, sondern die Entlastung von Schuldgefühlen. Sobald andere Aspekte betont werden, werden Erinnerungslücken und Verständnisschwierigkeiten geltend gemacht und die Kompetenz oder die Gutwilligkeit des Gesprächspartners angezweifelt: »Du willst mich ja gar nicht verstehen!«

Angriff und Bemühen um Verständnis unterschätzen zwei Dinge: In der Rückfallsituation müssen starke negative Gefühle ertragen und bewältigt werden. Zugleich sind das Erinnerungsvermögen und die Denk- und Handlungsfähigkeit durch die direkte Alkoholwirkung oder ihr Nachlassen eingeschränkt. Das Bedürfnis zum weiteren Trinken steht im Vordergrund. Wer nicht offen protestiert oder einfach geht, steigt gedanklich aus: »Lass den reden. Wenn er fertig ist, geh ich zur Tankstelle und hol mir Nachschub«. Vorrangig ist in dieser Situation die Klärung der Verantwortlichkeit für die Überwindung des aktuellen Trinkens. Bei starker Intoxikation und begleitenden somatischen oder psychiatrischen Symptomen müssen Maßnahmen zum Schutz des Kranken ergriffen werden. Es ist dann abzuwägen, ob ein Selbstentzug möglich ist oder ob ambulant oder stationär unter professioneller Begleitung entzogen werden sollte. Der Trinkende ist so weit wie irgend möglich in die Verantwortung einzubeziehen, indem man ihn beharrlich fragt, was er zur Klärung und Verbesserung seiner Situation tun kann. Das heißt auch, dass er sich zum Weitertrinken entscheiden kann und dass dies zu akzeptieren ist, sofern keine Hinweise auf eine aktuelle Gefährdung oder auf eine deutliche Einschränkung der Steuerungsfähigkeit vorliegen.

MERKE → **In der akuten Rückfallsituation ist das Hauptziel die Unterbrechung des Konsums. Neben der Notfallintervention besteht die wichtigste Hilfe darin, einen rückfällig gewordenen Alkoholkranken beharrlich und in immer neuen Wendungen zu fragen: »Und was können Sie jetzt tun?«**

Nach Überwindung der Entzugssymptomatik wird es mit einigem Abstand zum letzten Konsum möglich, sich auf die nächstliegende Vorstufe des Rückfalles zu konzentrieren. Die Bearbeitung des Dissonanzkonfliktes, der Schuld- und Schamgefühle, der Selbstabwertungen kann nur dadurch vorankommen, dass alle diese Gefühle ernst genommen werden, d. h. dass sie detailliert angesprochen werden, aber nicht durch Konfrontationen untermauert oder durch wohlgemeinte Tröstungen bagatellisiert werden sollten. Sie sind jemandem durch den Hinweis, das gehöre nun einmal zum Krankheitsbild, nicht einfach auszureden. Ein solcher Hinweis könnte sogar zu dem Missverständnis führen, dass Rückfälle so etwas wie Schicksalsschläge sind, die schlicht in Kauf genommen werden müssen. Zu diesem Interventionsabschnitt gehört auch eine detaillierte Erläuterung des mehrstufigen Rückfallmodells zusammen mit der Klärung, dass damit keine Schuldzuweisungen für Vergangenes verbunden sind, wohl aber eine Betonung der Verantwortung für die weitere Bewältigung der Krankheit gemäß dem Motto: »Es ist keine Schande, alkoholkrank zu werden, wohl aber ein Versäumnis, nichts dagegen zu tun!«

Rückfallprophylaxe

Für den Moment unmittelbar nach dem Trinkbeginn ist ein Notfallplan hilfreich, um der Erwartung gegenzusteuern, dass nach dem ersten Glas unweigerlich weitergetrunken werden müsse. Er kann in der Akutsituation nur greifen, wenn er in nüchterner Distanz vorbereitet wird mit Vorgaben für konkretes Handeln, also z. B. die Situation sofort zu verlassen und jemanden anzurufen, mit dem ein solcher Fall vorab durchgesprochen wurde. Es fällt vielen Alkoholkranken schwer, sich auf einen Krisenplan einzulassen. Naiver Optimismus, Unterschätzung der Gefährdung und Überschätzung der eigenen Kontrollfähigkeit (»Ich bin ein für alle Mal darüber weg. Alkohol kommt mir nicht mehr über die Lippen«) sind dafür ebenso der Grund wie ein sozial isoliertes Leben, Selbstwertprobleme und Schwierigkeiten, sich vertrauensvoll zu öffnen (»Ich habe sowieso niemanden, der mir helfen würde«) oder Fatalismus angesichts bisheriger Kontrollversuche (»Wenn ich trinken will, hält mich sowieso nichts und niemand mehr davon ab«). Sich realistisch auf die Möglichkeit eines Rückfalles vorzubereiten, ist ein langwieriges Vorhaben, bei dem irrationale Einstellungen geduldig korrigiert werden müssen. Wer kein Unterstützungsnetz mehr hat, kann fast überall auf ein Netz professioneller Hilfen und auf die Angebote der Selbsthilfegruppen zurückgreifen. Je konkreter die Vorbereitung ist, desto wahrscheinlicher werden positive Selbstwirksamkeitserwartungen verstärkt.

Gedanken, mit denen die Erlaubnis zum Trinken gegeben wird, und Erwartungen positiver Alkoholwirkungen lassen sich anregend durch ein kreatives Brainstorming aufspüren. Die Patienten werden ermutigt, alle spontanen Einfälle zu diesen Themen anzusprechen, ohne sie vorher einer Bewertung zu unterziehen oder aus Schamgefühlen zurückzuhalten. Alles wird aufgeschrieben und damit prinzipiell wichtig genommen. Der Interviewer muss darauf achten, sich jeden Kommentar, der sich unmittelbar aufdrängt, zu verkneifen, jedes »Ja, aber« oder »Da sehen Sie selbst, wie Sie ihre Rückfälle vorbereiten«. Die Einfälle werden anschließend thematisch gegliedert und es wird nachgefragt, was sie bedeuten könnten, in welchem Zusammenhang sie stehen und wie sehr sie sich dafür eignen, auf dem Weg in den Rückfall voranzukommen. Viel ist erreicht, wenn ein Betroffener plötzlich realisiert, dass ihn die Selbstverführung wesentlich effektiver zum Trinken bringt als alle anderen begünstigenden Faktoren. Therapiestudien, in denen versucht wurde, Gedanken, Bewertungen und Entscheidungsprozesse, die in diesem Modell eine herausragende Bedeutung haben, zu verändern und damit die Rückfallwahrscheinlichkeit zu verringern, sind ermutigend (Beck et al. 1997).

Alkohol gehört so sehr zu unserem Gemeinschaftsleben, dass man von einer permanenten Griffnähe sprechen kann, der Alkoholkranke ausgesetzt sind. Dennoch gibt es eine Vielzahl von Strategien, den Zugriff zu erschweren. Eine generelle Empfehlung lautet, zu Hause keinerlei Alkohol zu lagern (»alkoholfreie Zone«). Wenn sich ein Konsumbedürfnis aufdrängt, ist zumindest eine Schwelle dadurch gegeben, dass man von zu Hause aufbrechen und den Weg zur nächsten Beschaffungsmöglichkeit bewältigen muss. Für die Bewirtung von Gästen wird ein klares Konzept gebraucht, ob dies zu Hause grundsätzlich ohne Alkohol geschehen soll oder nicht. Wer kauft dann gegebenenfalls ein und was geschieht mit den Vorräten, die die Gäste übrig lassen? Wie soll man es mit Familienfesten, Betriebsfeiern, Vergnügungen wie Karneval oder Straßenfeste halten? Es ist eine sehr persönliche Entscheidung, ob man solche Situationen generell vermeiden will oder ob man es sich zutraut, zwischen Anlässen geringer und hoher Gefährdung zu differenzieren. Die Alternative »Vermeidung oder Konfrontation« stellt sich so scharf meist nur in der ersten Zeit nach einem Rückfall. Wer Orte oder Situationen aufsuchen will, in denen Alkoholkonsum dazugehört, kann sich eingehend darauf vorbereiten und absichern. Vielfach wird in einer krassen Überschätzung der Bedeutung des Alkohols befürchtet, dass man als Nichttrinker auffällt und dies begründen muss. Doch Angebote lassen sich einfach ablehnen (»Nett gemeint, aber ich würde jetzt gern eine Cola trinken«), auch mit Hinweis auf eine momentane Enthaltsamkeit wegen einer Erkrankung und die Einnahme bestimmter Medikamente oder die notwendige Nüchternheit wegen der Heimfahrt mit dem Auto. Auch die offene Erklärung, als Alkoholabhängiger nicht trinken zu wollen, ist eine erfolgreiche Möglichkeit. Eine dieser Strategien kann ebenso sorgfältig vorab ausgewählt werden wie die Begleitperson für den Besuch einer Feier, wo zudem meist Menschen zu finden sind, die ebenfalls nur alkoholfrei trinken und mit denen man das Gespräch suchen kann. Vorab lässt sich auch bestimmen, wann die Geselligkeit am besten verlassen werden sollte, bezogen auf den angemessenen Zeitpunkt oder das Auftreten von negativen Gefühlen oder Craving. Zur Vorbereitung sind Rollenspiele und ein Ablehnungstraining am besten geeignet. Die konkrete Handlung und die Ausformulierung einer angemessenen Stellungnahme lassen auch die emotionalen Schwierigkeiten und Hemmnisse lebendig werden. Befürchtungen, bei Offenheit abgelehnt zu werden, sich als Außenseiter zu fühlen, wenn andere immer ausgelassener werden und der Kontakt nüchtern allmählich lästig und unerfreulich wird, werden anschaulich erlebt und zugleich werden realistische Lösungsmöglichkeiten erarbeitet.

Zur Identifizierung scheinbar harmloser Entscheidungen und ihrer so fundiert erscheinenden Begründungen eignen sich ebenfalls Methoden des Brainstorming und der kognitiven Verhaltenstherapie. Die Bereitschaft und Fähigkeit zur Selbstbeobachtung muss behutsam gefördert werden. Leicht werden Widerstände mobilisiert, wenn schmerzlich bewusst wird, dass der Rückfall nicht unverhofft hereinbricht, sondern auch das Ergebnis aktiven eigenen Handelns ist. Das eigene Verhalten ist immer wieder kritisch zu hinterfragen, mit Misstrauen gegenüber raschen, plausiblen Erklärungen. Dies kann vorübergehend einen Verlust an Spontaneität bedeuten und damit einen Widerwillen gegen ein so bewusstes Leben hervorrufen. Es bietet aber eine gute Chance, rechtzeitig gegen automatisierte Rückfallabläufe anzusteuern. Spaß an der Sache entsteht, wenn jemand mehr und mehr die eigenen subtilen und vielfältigen Mittel erkennt, mit denen er sich und andere ausmanövriert, wenn er seinen Weg in den Rückfall fortsetzen will. Diese Sichtweise wird gefördert, wenn nicht ausschließlich von der Vermeidung des drohenden Ereignisses gesprochen, sondern im Gegenteil dazu aufgefordert wird, den nächsten Rückfall im Gedankenexperiment so konkret wie möglich vorzubereiten und dabei darauf zu achten, dass er nicht etwa nach demselben Schema inszeniert wird wie beim letzten Mal, denn das wäre doch wenig kreativ und langweilig.

Um den Anfängen des Rückfalls auf die Spur zu kommen, gilt es die intensiven negativen und positiven Gefühle kennen zu lernen, zu akzeptieren und zum Ausdruck zu bringen, die das Leben aus der Balance geraten lassen. Dazu gehört auch eine Auseinandersetzung mit den Faktoren, die diese Gefühle auslösen. Kann eine Belastung nicht verändert werden, rücken Gelassenheit, Geduld, Entlastung, Suche nach Hilfe und Unterstützung, Kompensationen usw. in den Fokus. Ist die Belastung prinzipiell zu überwinden und besteht das Ungleichgewicht gerade darin, dass diese Veränderung nicht auf den Weg gebracht wurde, dann müssen Ursachen für die Blockade ausfindig gemacht werden, Umstellungen in der Lebensführung und in der Gestaltung naher Beziehungen sind anzuvisieren. Viele Abhängigkeitskranke sind daran interessiert zu erfahren, warum sie abhängig geworden sind oder – noch weiter gefasst – warum sie so geworden sind wie sie sich jetzt wahrnehmen, so dass die lebens- und suchtgeschichtlichen Erfahrungen zu einem bedeutsamen Bestandteil therapeutischer Interventionen werden können.

Rückfallprophylaxe umfasst das Spektrum von einfacher, einmaliger Beratung über vorbereitende Verhaltensübungen bis hin zu intensiver psychotherapeutischer Behandlung. Nicht jeder Alkoholkranke braucht alles und alles in gleichem Umfang. Je nach der persönlichen und der spezifischen interpersonellen Situation wird auf Methoden aus dem vielfältigen Spektrum der psychologischen Therapieformen und -schulen zurückgegriffen. Der »Community Reinforcement Approach« (CRA) ist ein Ansatz zur Integration der Methodenvielfalt. Der Begriff lässt sich nicht adäquat übersetzen. Dahinter verbirgt sich ein umfassendes, empirisch gut abgesichertes Konzept: Aktivitäten und Verhaltensweisen, die für eine Person hohe Bedeutung haben und mit denen ein fortgesetzter Suchtmittelkonsum unvereinbar wäre, werden systematisch herausgearbeitet und positiv verstärkt. Die therapeutische Arbeit beginnt mit der Abstinenzsicherung (auch durch Disulfiram, s. S. 118) und bezieht durch Paartherapie, Arbeits- und Freizeitberatung das soziale Umfeld extensiv ein. Wichtige Bezugspersonen werden angeleitet, sich mit den Patienten zusammen auf positive Veränderungen zu konzentrieren, sie auszubauen und zu stabilisieren. Ein Manual für die praktische Durchführung wurde von Meyers und Smith (2007) ausgearbeitet. Eine Fülle von Anregungen für eine strukturierte Rückfallprophylaxe findet sich auch bei Körkel und Schindler (2003).

MERKE → **Psychologische Methoden der Rückfallprophylaxe sind situations- und personspezifisch aus der Vielfalt der psychotherapeutischen und familientherapeutischen Verfahren auszuwählen.**

Ein Rückfall ist eine Unterbrechung einer Abstinenzphase oder des moderaten Konsums, in der zahlreiche Risikosituationen erfolgreich bewältigt wurden und weder als »Ausrutscher« noch als »Unfälle« oder »Rückfälle« endeten. Wenn sie aber auftreten, fällt es bei einer retrospektiven Rückfallanalyse schwer, sich der hypnotischen Wirkung der Darstellung zu entziehen, nach der das Trinken unausweichlich werden musste. Die *prospektive Analyse der Risiken* und ihrer Bewältigung befasst sich dagegen mit den Ressourcen, mit den Stärken und mit den Fähigkeiten, die es auszubauen gilt. Statt nach dem Schlagwort »mit dem Rückfall zu arbeiten«, sollten wir also mit einem Alkoholkranken gemeinsam die Risikosituationen ansehen und primär aus denen lernen, die konstruktiv bewältigt wurden.

MERKE → **Alkoholabhängige haben umfangreiche Erfahrungen mit erfolgreich bewältigten Rückfallrisikosituationen. Diese können von ihnen, ihren Angehörigen und ihren Helfern als Lernfälle für die Rückfallprophylaxe genutzt werden.**

Das Kunststück besteht darin, die Verantwortung für den Rückfallprozess an die Kranken zurückzugeben, ohne in das alte Spiel von Vorsätzen, Enttäuschungen, Vorwürfen und Schuld zurück zu verfallen. Dies ist immer wieder eine heikle Gratwanderung.

Die Beziehung zu Alkoholabhängigen

Pragmatische Schritte zur Vorbereitung auf den Umgang mit Alkoholkranken

Wenn Sie sich nach allem, was Sie bis hierher gelesen haben, auf alkoholabhängige Menschen einlassen wollen, an ihnen interessiert und auf sie neugierig geworden sind, können Ihnen folgende Anregungen helfen.

- Berücksichtigen Sie die wichtigsten Prinzipien für den Umgang: Schadensbegrenzung, Akzeptanz, Empathie, Motivierung, Gegenwartsorientierung, Unterstützung von Veränderungen, Rückfallprophylaxe.
- Leben Sie zwei Wochen lang völlig alkoholabstinent, ohne Wenn und Aber. Vermeiden Sie keine Situationen, bei denen Sie sonst Alkohol trinken würden und bei denen andere trinken. Lehnen Sie angebotene alkoholische Getränke ohne eine Erklärung ab. Beobachten Sie Ihre eigenen Reaktionen, Gefühle, Körpersignale. Achten Sie auch darauf, wie andere auf Sie reagieren. Erklären Sie nie, dass Sie gerade ein Experiment machen.
- Überlegen Sie, welche Gewohnheiten oder Verhaltensweisen Sie bei sich selbst störend finden und gern verändern möchten. Legen Sie eine Vierfeldertafel über Vorteile und Nachteile bei einer Fortsetzung und bei einer Veränderung an und gehen Sie nach dem Veränderungsmodell von Prochaska und DiClemente vor. Überlegen Sie, ob Sie die Absicht haben, etwas zu verändern, ob Sie sich dazu entscheiden wollen und wenn ja, wie Sie das am besten durchführen können.
- Machen Sie sich mit den Prinzipien der Motivierenden Gesprächsführung vertraut und üben Sie mit KollegInnen.
- Informieren Sie sich über das regionale Versorgungsnetz für Alkoholkranke. Sorgen Sie dafür, dass Sie die einschlägigen Adressen parat haben.

- Lernen Sie die Einrichtungen und die dort Tätigen direkt kennen. Dafür eignen sich Tage der Offenen Tür, Jubiläumsveranstaltungen, Vortragsreihen. Es lassen sich oft auch Hospitationen vereinbaren.
- Nehmen Sie an Treffen von Selbsthilfegruppen teil. Welche dafür offen sind, erfahren Sie über die jeweiligen Informationstelefone.
- Lesen Sie einen Roman, der von einem alkoholkranken Schriftsteller verfasst wurde, z. B. Jack London, »König Alkohol«, Josef Roth, »Die Legende vom heiligen Trinker«. Einen humorvollen, von eigenen Erfahrungen geprägten, zugleich sachorientierten Einstieg vermittelt auch Simon Borowiak in »Alk«. Halten Sie Ausschau nach einschlägigen Filmen wie »Leaving Las Vegas« oder »Unter dem Vulkan«. Sie vermitteln Einblicke in die Innenseite der Abhängigkeit.

Arbeiten in der Suchthilfe – ein Entwicklungsprozess in 12 Phasen

Die Einstellungen der Suchthelfer gegenüber alkoholkranken Patienten, ihr Optimismus bezüglich der erreichbaren Veränderungen und ihre Erfahrung haben einen wesentlichen Anteil an den Fortschritten während einer Behandlung. Dass jemand im Suchtbereich arbeitet, ist selten das Ergebnis definitiver Entscheidungen oder konsequenter Karriereplanungen. Oft ist nachträglich zu hören, dass es eine Reihe von Zufällen waren, die die Schritte in dieses Arbeitsfeld lenkten. Wer sich dann zum Bleiben entschließt, wird feststellen, dass es dort schwierig, belastend, herausfordernd, aber auch anregend zugehen kann und dass es darauf ankommt, eine ganz persönliche Haltung den Patienten gegenüber zu gewinnen. Der Entwicklungsprozess kann in einem Modell aus 12 Phasen oder Stufen beschrieben werden, ohne dass damit ein Anspruch auf Vollständigkeit und Gesetzmäßigkeit verbunden ist.

Die *Eingangsphase* ist von Vorsicht, Neugier und Optimismus geprägt. Auch die engagiertesten Neulinge haben das Bild vom desolaten Trinker verinnerlicht und müssen sich erst einmal dazu durchringen, sich auf die Kranken einzulassen. In den konkreten Begegnungen werden traumatische Lebenserfahrungen bekannt, die zum Verstehen der Krankheitsentwicklung und zum Mitleiden beitragen. Die sympathischen und kompetenten Anteile der Patienten werden sichtbar. Die Zuversicht wächst, dass bei hinreichendem Einsatz aller Beteiligten jetzt eine entscheidende Wende zum Guten zu erreichen ist. Einsicht und Vernunft und die Wirksamkeit von Abschreckung werden überbewertet, die Attraktivität der (auto-) destruktiven Suchtmittelwirkungen wird unterschätzt. Dementsprechend werden erfolgreiche Behandlungsabläufe dem eigenen Einsatz zugeschrieben, während Misserfolge dazu führen, die eigenen Anstrengungen noch zu verstärken.

Doch dem sind enge Grenzen gesetzt. Es kommt immer wieder zu Rückschlägen, die in der zweiten, der *Abgrenzungsphase*, verarbeitet werden müssen. Je enthusiastischer sich jemand in die Arbeit mit Alkoholkranken vertieft hat, desto mehr erlebt er die Hilflosigkeit gegenüber tief verwurzelten Gewohnheiten und Verhaltensweisen. Die Fallgeschichten der ›Behandlungsresistenten‹ bestimmen das Bild, das man sich jetzt in krasser Vereinfachung von allen Suchtkranken macht. Ihnen werden mangelnde Motivation zur Mitarbeit, Bequemlichkeit und Genusssucht unterstellt. Um nicht deswegen zu resignieren, werden die Anstrengungen verdoppelt und zugleich wird Zuflucht gesucht in Zynismen, Vorwürfen, Spott. Misstrauen schleicht sich ein bezüglich der Motive und Absichten der Patienten.

Dies lässt sich in der dritten Phase mit einem probaten Mittel ausagieren, nämlich mit *Kontrolle*. Auf Beteuerungen und noch so einsichtsvolle Äußerungen konnte man sich schließlich nicht verlassen. Alkoholabhängige sind offensichtlich nicht zu Selbststeuerung und Selbstverantwortung in der Lage. Während Angehörigen davon abgeraten wird, die Kontrolle über das Trinken zu übernehmen, wird genau das zum therapeutischen Prinzip erhoben und in immer ausgefeilteren Hausordnungen und Therapieverträgen umgesetzt. Mit Kontrollen der Atemluft und des Urins wird möglichen Rückfällen nachgespürt. Bei Verstößen drohen diverse Sanktionen. Um der bedrohlichen Auflösung durch die Sucht zu begegnen, wird das Korsett der Macht angelegt und die Distanz zu den Kranken vergrößert. Dieses Vorgehen wird methodisch einwandfrei begründet, um sich nicht mit der eigenen Aggressivität gegenüber den Patienten befassen zu müssen.

Je intensiver Macht und Kontrolle ausgeübt werden, desto mehr zeigen sich ihre Grenzen. Aggressivität, Resignation und Burnout lassen sich nicht mehr dadurch bewältigen, dass sie den Kranken zugeschrieben werden. In der vierten Phase, dem *Eskapismus*, wird erwogen in einen anderen Arbeitsbereich zu wechseln oder das psychosoziale Arbeitsfeld ganz zu verlassen. Manche begeben sich auch in die innere Emigration mit Dienst nach Vorschrift, Verwaltungsarbeit, Nachtdiensten. Stationsteams verschanzen sich regelrecht im Sozialraum, den die Patienten nur zögernd zu betreten wagen. Akademiker haben die Chance, Kongressreisen zu machen oder Literaturstudien für Forschungsarbeiten zu betreiben, die dann nie durchgeführt werden. Das Ausmaß der Belastung kann sich aber auch darin zeigen, dass Ausfallzeiten zunehmen, die oft auf psychosomatische oder depressive Erkrankungen oder auch auf Suchtmittelkonsum zurückgehen.

Wer sich zum Bleiben entschließt, rückt in der Phase der *Beharrlichkeit* stärker die eigenen Empfindungen und Bedürfnisse in den Vordergrund. Zahlreiche Versuche werden unternommen, die eigene Tätigkeit auf ein festeres Fundament zu stellen, z. B. durch Fortbildungen oder berufsbegleitende Zusatzausbildungen. Supervision wird eingefordert, teils zum besseren Verständnis für die Patienten, aber mehr noch aus dem Wunsch heraus, selbst therapeutische Zuwendung zu erhalten. Die Behandelnden wollen Kompetenz und Sicherheit für ihre schwierige Arbeit entwickeln, indem sie sich selbst verändern. Dafür brauchen sie erst einmal noch einige innere Distanz zu ihren Patienten.

In der sechsten Phase findet eine *Solidarisierung* mit den Patienten statt. Sie entsteht aus der Befürchtung heraus, mit ihnen zusammen in eine Sonderrolle gedrängt oder gar abgewertet zu werden. Fragen von Kollegen aus anderen Bereichen, ob die Arbeit mit den Süchtigen nicht zu einseitig, zu belastend, zu wenig erfolgversprechend sei, werden in diesem Sinne interpretiert. Als Gegenreaktion entwickelt sich ein elitäres Bewusstsein. Gerade die Schwierigkeit der Aufgaben wird als Herausforderung angenommen, an der man selbst und das eigene Team wächst. Die anderen werden für inkompetent und ignorant gehalten, die ahnungslos unverzeihliche Fehler im Umgang mit Abhängigkeitskranken machen.

Der Übergang zur Phase der *Projektion* ist schon fast zwingend. Die Gesellschaft wird angeklagt, leichtfertig mit Alkohol und anderen Suchtmitteln umzugehen und Abhängigkeitsentwicklungen zu begünstigen. Auch die allgemeinen Lebensbedingungen, die wirtschaftlichen Gegebenheiten mit hoher Arbeitslosigkeit und ungünstigen Wohnbedingungen, schlechte Bildungschancen usw. werden verantwortlich gemacht für die große Zahl der Süchtigen. Demgegenüber stünden viel zu geringe Mittel für Prävention, Therapie und Rehabilitation zur Verfügung. Auch den Familienangehörigen wird vorgeworfen, durch Vernachlässigung, Unverständnis und co-abhängiges Verhalten eine Mitschuld an der Entstehung und an der Aufrechterhaltung der Erkrankung zu tragen. In dieser Phase sieht man sich zusammen mit den Patienten als bedauernswerte Opfer von Umständen, an denen wenig zu ändern ist. Die Gefahr ist groß, dass mit einer fatalistischen Haltung der individuelle Handlungsspielraum als viel zu eng gesehen wird und Veränderungschancen ungenutzt verstreichen.

Mit der achten Phase setzt dann eine stärkere *Realitätsorientierung* ein. Das Krankheitsgeschehen wird unter Rückgriff auf Ergebnisse empirischer Studien kritisch reflektiert. Angesichts der bekannten Rückfallraten und der hohen Sterblichkeit werden die Erfolgserwartungen revidiert und angemessenere Ziele gesetzt. Die Grenzen werden eng gezogen aus Vorsicht und Zweckpessimismus, um nicht neuerliche Überforderungen zu riskieren.

Es folgt in Phase neun die *offene Auseinandersetzung* mit den Verantwortungsträgern innerhalb und außerhalb der eigenen Institution. Bestimmungen der Sozialgesetzgebung oder des Arbeitsrechts werden interessant, aus denen sich Ansprüche auf bessere Behandlungs- und Rehabilitationsbedingungen ableiten lassen. Durch Mitarbeit in Planungsgruppen oder politischen Gremien wird versucht, diese Ansprüche umzusetzen. Nicht nur die Interessen der Patienten werden offensiv verfochten, sondern auch Verbesserungen der eigenen Arbeitsbedingungen, also der zeitlichen Belastung, der Ausstattung mit Personal, Arbeitsmitteln, Räumen. Statt zu klagen (Phase 7), wird jetzt aktiv gehandelt und bewusst Verantwortung für die Ausweitung des eigenen Handlungsspielraum übernommen.

In der zehnten Phase wird wieder eine engere *Kontaktaufnahme* zu den einzelnen Patienten möglich. Das Machtgefälle, das in der Phase der Kontrolle so wichtig ist, verliert an Bedeutung. Die Patienten können wieder in ihrer je einmaligen Persönlichkeit und Lebensgeschichte wahrgenommen werden, nachdem ihre Individualität zuvor hinter stereotypen Vorstellungen verloren gegangen war. Eigenschaften, Fähigkeiten, ja ganze Lebensthemen, die nicht direkt in Zusammenhang mit der Krankheit und ihrer Behandlung stehen, bereichern den Austausch. Der Satz: »Kein Alkoholabhängiger ist wie der andere« wird mehr als eine gängige Floskel.

Durch die persönlicher werdenden Begegnungen entsteht in der elften Phase angesichts der Belastungen und Schwierigkeiten vor und während der Krankheitsentwicklung ein wachsender *Respekt* gegenüber den Kranken. Die Anforderungen, denen sie sich gegenüber sehen, werden in ihrem vollen Ausmaß erkannt. Sie sind größer, als die meisten Menschen, die nicht in die Abhängigkeit geraten sind, es sich vorstellen können. Respekt beinhaltet auch, Zutrauen in die Fähigkeiten der Patienten zu fassen, ihre eigenen Ziele zu setzen und ihre eigenen Lösungsmöglichkeiten zu erproben, auch wenn sie nicht mit den eigenen Erwartungen und therapeutischen Konzepten übereinstimmen.

In der zwölften und letzten Phase wird es zur *Selbstverständlichkeit*, dass man Suchtkranke behandelt. Es ist nicht mehr notwendig, zu erklären oder gar zu rechtfertigen, dass es eine bereichernde Tätigkeit ist, die man gern tut und die auch Spaß macht. Der Handlungsspielraum ist vertraut und wird selbstbewusst ausgeschöpft.

MERKE → **Menschen, die Abhängigkeitskranke behandeln, passen sich den Aufgaben in mehreren charakteristischen Phasen an. Dabei verändern sie sich permanent selbst.**

Dieses Phasenmodell beschreibt keine lineare Entwicklung. Es sollte als Anregung verstanden werden, sich eingehend mit den eigenen Gedanken und Gefühlen in der Arbeit mit Abhängigen zu befassen, gelegentlich innezuhalten und die Erfahrungen mit einer gewissen Systematik zu reflektieren. Der Prozess des Hineinwachsens in die Suchtarbeit gestaltet sich als eine Abfolge von Identifizierungen und Distanzierungen mit der Tätigkeit und mit den Patienten. Auch Helfer mit langjähriger Erfahrung und unzähligen Begegnungen mit Abhängigkeitskranken, Teammitgliedern, Organisationen usw. können sich unvermittelt in einer der ersten Phasen wiederfinden. Oft ist dafür ein neuer Patient ausschlaggebend, der einen bislang noch nie erlebten Aspekt mit sich bringt oder der etwas anrührt, was längst verarbeitet erschien. Was mit den Patienten geschieht, was aus ihnen werden kann, ist abhängig von den Wechselbeziehungen zwischen ihnen selbst, ihren Familien, der Gesellschaft, in der wir leben, der Behandlungsorganisation, den professionellen Beratern und Behandlern und ihren Behandlungsstrategien. Die Aufgabe der Behandelnden besteht darin, Prozesse der Selbstheilung zu unterstützen und Veränderungen auf vielen Ebenen zu fördern – und dabei sich selbst laufend zu verändern.

Griffith Edwards (1996), der die Behandlung und Erforschung der Alkoholkrankheit in den letzten Jahrzehnten maßgeblich beeinflusste, zog in einer Fallschilderung ein Fazit eines langen Arbeitslebens mit Abhängigen. Er berichtete über eine Frau, die er bezeichnenderweise Mrs Able nannte, deren Probleme während dreijähriger suchttherapeutischer Bemühungen ständig zugenommen hatten. »Nach einem besonders traumatischen Alkoholwochenende verließ ihr Ehemann das gemeinsame Haus und kündigte die Scheidung an. An diesem Punkt beendete Mrs Able ihr Trinken abrupt. Ihr Ehemann kam zu ihr zurück, und sie ist nach 12 Monaten noch immer abstinent. Vielleicht ist ein gewisser Wendepunkt erreicht worden, und mit weiter andauernder Abstinenz sind weitere positive Lebensveränderungen zu erwarten. Vielleicht ist dies aber auch alles zu optimistisch und sie wird nächste Woche wieder zum Alkohol greifen. Vielleicht ist der Grund für das erstmalige Erreichen einer längeren Abstinenzperiode auch auf unsere diversen therapeutischen Versuche zurückzuführen. Vielleicht haben unsere Anstrengungen aber auch überhaupt nichts mit dieser Entwicklung zu tun. Vielleicht hat sie nur ganz schlicht und einfach auf die Androhung der Scheidung durch ihren Ehemann reagiert. Vielleicht hat diese Bedrohung aber auch mit einem tiefer liegenden persönlichen Veränderungsprozess zu tun.«

Und da er meinte, dass wir darauf keine allgemeingültige Antwort finden können, schloss er: »Das einzige was wir tun können, ist ein kontinuierliches Weiterschreiten auf dem Weg der Freisetzung von Veränderungspotenzialen.«

Literatur

Babor, T. F.; Grant, M. (1989) From clinical research to secondary prevention: International collaboration in the development of the Alcohol Use Disorders Identification Test (AUDIT). Alcohol Health & Research World (13) 371–374

Beck, A. T.; Wright, F. D.; Newmann, C. F.; Liese, B. S. (1997) Kognitive Therapie der Sucht. Psychologie Verlagsunion, Weinheim

Borowiak, S. (2006) Alk. Fast ein medizinisches Sachbuch. Eichborn, Frankfurt a. M.

Bühringer, G.; Augustin, R.; Bergmann, E. et al. (2002) Alcohol consumption and alcohol related problems in Germany. Hogrefe, Seattle, Toronto, Bern, Göttingen

Bundesministerium für Jugend, Familie, Frauen und Gesundheit (1988) Empfehlungen der Expertenkommission der Bundesregierung zur Reform der Versorgung im psychiatrischen und psychotherapeutischen/psychosomatischen Bereich auf der Grundlage des Modellprogramms Psychiatrie der Bundesregierung. BMFFFG, Bonn

BzGA (Bundeszentrale für gesundheitliche Aufklärung) (2003) www.drugcom.de

Deutsche Gesellschaft für Suchtforschung und Therapie (Hg.) (2001) Dokumentationsstandards III für die Evaluation der Behandlung von Abhängigen. Sucht, Sonderheft 2

Deutsche Hauptstelle gegen die Suchtgefahren (DHS) (Hg.) (2000) Individuelle Hilfen für Suchtkranke. Früh erkennen, professionell handeln, effektiv integrieren. Lambertus, Freiburg

Deutsche Hauptstelle gegen die Suchtgefahren (DHS) (2002) Positionspapier »Krankenhausbehandlung Alkoholkranker«. Hier: Qualifizierte Entzugsbehandlung. Sucht (48) 462–475

Deutsche Hauptstelle für Suchtfragen (DHS) (2003) Alkoholabhängigkeit. Suchtmedizinische Reihe Band 1. DHS, Hamm

Dilling, H.; Mombour, W.; Schmidt, M. H. (Hg.) (1993.2) Internationale Klassifikation psychischer Störungen. Klinisch-diagnostische Leitlinien ICD-10, Kapitel V (F). Huber, Bern

Driessen, M.; Veltrup, C.; Junghanns, K. et al. (1999) Kosten-Nutzen-Analyse klinisch evaluierter Behandlungsprogramme. Erweiterte Entzugstherapie bei Alkoholabhängigkeit. Nervenarzt (70), 463–470

Edwards, G. (1996) Süchtig: Die nächste Therapiestunde. In: Mann, K.; Buchkremer, G. (Hg.) Sucht. Grundlagen, Diagnostik, Therapie. G. Fischer, Stuttgart-Jena-New York, 231–242

Ehrenreich, H.; Jahn, H.; Heutelbeck, K. et al. (2002) ALITA – Neue Wege in der ambulanten Intensivbehandlung von Alkoholabhängigen. In: Mann, K. (Hg.) Neue Therapieansätze bei Alkoholproblemen. Pabst, Lengerich, 107–118

Feuerlein, W.; Küfner, H.; Ringer, C.; Antons-Volmerg, K. (1999) MALT. Münchner Alkoholismus-Test. Beltz, Weinheim

Funke, W.; Funke, J.; Klein, M.; Scheller, R. (1987) Trierer Alkoholismusinventar (TAI). Hogrefe, Göttingen

Gsellhofer, B.; Küfner, H.; Vogt, M.; Weiler D (1999) European Addiction Severity Index - EuropASI. Manual für Training und Durchführung. Schneider Verlag, Stuttgart

Jellinek, E. M. (1960) The disease concept of alcoholism. Hillhouse, New Brunswick

John, U.; Hapke, U.; Rumpf, H.-J. (2001) Skala zur Erfassung der Schwere der Alkoholabhängigkeit (SESA). Hogrefe, Göttingen

John, U.; Hapke, U.; Rumpf, H.-J. et al. (1996) Prävalenz und Sekundärprävention von Alkoholmißbrauch und -abhängigkeit in der medizinischen Versorgung (Schriftenreihe des Bundesministeriums für Gesundheit Bd.71). Nomos Verlagsgesellschaft, Baden-Baden

Kiefer, F.; Jahn, H.; Tarnaske, T. et al. (2003) Comparing and combining Naltrexone and Acamprosate in relapse prevention of alcoholism. A double-blind, placebo-controlled study. Arch Gen Psychiatry (60) 92–99

Körkel, J.; Schindler, C. (2003) Rückfallprävention mit Alkoholabhängigen. Das strukturierte Trainingsprogramm S. T. A. R. Springer, Berlin, Heidelberg, New York

Kruse, G.; Körkel, J.; Schmalz, U. (2001) Alkoholabhängigkeit erkennen und behandeln. Psychiatrie-Verlag, Bonn

Küfner, H. (1990) Die Zeit danach – Alkoholkranke in der Nachsorgephase. In: Schwoon, D. R.; Krausz, M. (Hg.) Suchtkranke – Die ungeliebten Kinder der Psychiatrie. Enke, Stuttgart u. a. 189–203

Küfner, H.; Feuerlein, W.; Huber, M. (1988) Die stationäre Behandlung von Alkoholabhängigen: Ergebnisse der 4-Jahres-Katamnesen, mögliche Konsequenzen für Indikationsstellung und Behandlung. Suchtgefahren (34) 157–272

Lesch, O.M.; Bonte, W.; Walter, H. et al. (1990) Verlaufsorientierte Alkoholismusdiagnostik. In: Schwoon, D. R.; Krausz, M. (Hg.) Suchtkranke – Die ungeliebten Kinder der Psychiatrie. Enke, Stuttgart u. a. 81–91

Leventhal, H. (1971) Fear appeals and persuasion: the differentiation of a motivational construct. Am J Public Health (61) 1208–1215

Lindenmeyer, J. (2005.7) Lieber schlau als blau. Informationen zur Entstehung und Behandlung von Alkohol- und Medikamentenabhängigkeit. Psychologie Verlagsunion, Weinheim

Littleton, J.; al Qatari, M.; Little, H. (1996) The neurobiology of craving: potential mechanisms for Acamprosate. In: Soyka M (Hg.) Acamprosate in relapse prevention of alcoholism. Springer, Berlin u. a. 27–46

Mann, K.; Löber, S.; Croissant, B.; Kiefer, F. (2006) Qualifizierte Entzugsbehandlung von Alkoholabhängigen. Deutscher Ärzteverlag, Köln

Marlatt, G. A. (1996) Taxonomy of high risk situations for alcohol relapse: Evolution and development of a cognitive behavioral model. Addiction 91/SUPPL. 37–S49

Marlatt, G. A.; Gordon, J. R. (1985) Relapse prevention: maintenance strategies in the treatment of addictive behaviors. Guilford, New York, London

Mayfield, D.; McLeod, G.; Hall, P. (1974) The CAGE questionnaire: Validation of a new alcoholism screening instrument. Am J Psychiatry (131) 1121–1123

Maylath, E.; Seidel, J. (1997) Analyse der psychiatrischen Krankenhausfälle in Hamburg 1988–1994. Entwicklungstrends, Versorgungslücken und -perspektiven. Gesundheitswesen (59) 423–433

Meyers, R.; Smith, J.E. (2007) CRA-Manual zur Behandlung von Alkoholabhängigkeit. Psychiatrie Verlag, Bonn

Miller, W. R.; Rollnick, S. (2005.2) Motivierende Gesprächsführung. Ein Konzept zur Beratung von Menschen mit Suchtproblemen. Lambertus, Freiburg

Miller, W. R.; Rollnick, S. (2002.2) Motivational interviewing. Preparing people for change. Guilford, New York

Miller, W. R.; Sanchez, V. C. (1993) Motivating young adults for treatment and lifestyle change. In: Howard, G. (ed): Issues in alcohol use and misuse by young adults. University of Notre Dame Press, Notre Dame

Olbrich, R.; Olbrich, R. (2007) Disulfiram in der Suchtbehandlung. Sucht (53) 72–81

Prochaska, J. O.; DiClemente, C. C. (1986) Toward a comprehensive model of change. In: Miller, W. R.; Heather, N. (eds) Treating addictive behaviors: processes of change. Plenum, New York 3–27

Schneider, R. (2001.13) Die Suchtfibel. Informationen zur Abhängigkeit von Alkohol und Medikamenten. Schneider, Hohengehren

Schwoon, D. R.; Krausz, M. (2001) Diagnostik von Störungen durch psychotrope Substanzen. In: Stieglitz, E.-D.; Baumann, U.; Freyberger, H. (Hg.) Psychodiagnostik in Klinischer Psychologie, Psychiatrie, Psychotherapie. Thieme, Stuttgart, 392–404

Schwoon, D. R.; Schulz, P.; Höppner, H. (2002) Qualifizierte Entzugsbehandlung für Alkoholkranke in der Inneren Medizin. Suchttherapie (3) 117–123

Schwoon, D. R.; Waller, R.; Alberti, G.; Zeichner; D. (1999) Qualitätssicherung im Suchtbereich oder: Werden über einen modern gewordenen Begriff die Ziele der Suchtkrankenhilfe nachrangig? Thesenpapier für die Suchttherapietage, Hamburg

Süss, H.-M. (1995) Zur Wirksamkeit der Therapie bei Alkoholabhängigen: Ergebnisse einer Meta-Analyse. Psychologische Rundschau (46) S. 248–266

Uchtenhagen, A.; Zieglgänsberger, W. (Hg.) (2000) Suchtmedizin. Urban & Fischer, München.

Vaillant, G. E. (1995) The natural history of alcoholism revisited. Harvard University Press, Cambridge MA

Vaillant, G. E.; Hiller-Sturmhöfel, S. (1996) The natural history of alcoholism. Alcohol Health & Research World (20) 152–161

Velicer, W. F.; Prochaska, J. O.; Norman, G. J.; Redding, C. A. (1998) Smoking cessation and stress management: Applications of the Transtheoretical Model of behavior change. Homeostasis (38) 216–233

Wetterling, T.; Veltrup, C. (1997) Diagnostik und Therapie von Alkoholproblemen. Ein Leitfaden. Springer, Berlin u. a.

Wienberg, G.; Driessen, M. (Hg.) (2001) Auf dem Weg zur vergessenen Mehrheit. Innovative Konzepte für die Versorgung von Menschen mit Alkoholproblemen. Psychiatrie-Verlag, Bonn

Wolin, S.; Wolin, S. (1995) Resilience among youth growing up in substance-abusing families. Substance Abuse (42) 415–429

Zobel, M. (2006.2) Kinder aus alkoholbelasteten Familien. Hogrefe, Göttingen, Bern, Toronto, Seattle

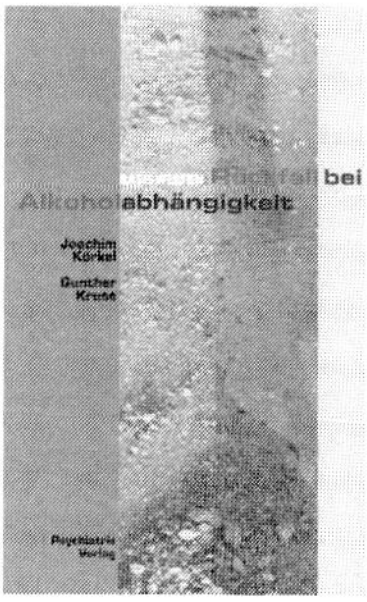

Joachim Körkel, Gunther Kruse

Basiswissen: Rückfall bei Alkoholabhängigkeit

978-3-88414-362-9

144 Seiten

14,90 Euro / 26,80 sFr

Erneuter Alkoholkonsum nach einer Suchtbehandlung ist eher die Regel als die Ausnahme. Sucht und Rückfall erfüllen wichtige psychische und soziale Funktionen und können nicht auf körperliche »Fehlschaltungen« oder moralische Entgleisungen reduziert werden.
Anhand vieler Praxisbeispiele schildern Körkel und Kruse das Rückfallgeschehen. Für sie ist der »erste Schluck« nach einer Abstinenzphase ein ernstzunehmendes Ereignis, aber kein Drama. Nicht selten findet sich bei der Analyse des Rückfallgeschehens sogar der »Schlüssel zur Sucht«. Ihr Fazit: Wenn es gelingt, den Rückfall als eine therapeutische Chance zu begreifen und realistische Ziele ins Auge zu fassen, führt dies sowohl bei den Behandlern wie bei den Abhängigen zu größerer Gelassenheit – eine Haltung, die allen zugute kommt.